COZINHE PARA EMAGRECER

DR. JAIR TADEU G. DE OLIVEIRA

COZINHE PARA EMAGRECER
E MANTER O PESO COM SAÚDE

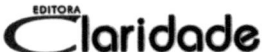

© Copyright, 2011 - Dr. Jair Tadeu G. de Oliveira

Todos os direitos reservados.
Editora Claridade Ltda.
Av Dom Pedro I, 840
01552-000 São Paulo SP
Fone/fax: (11) 2068-9961
E-mail: claridade@claridade.com.br
Site: www.claridade.com.br

Coordenação editorial: Janaina Gomes

Preparação de originais: Lindsay Gois

Revisão: Juliana Messias

Capa: Silvana Panzoldo sobre ilustração de Márcio Bastista
e fotos de Rosa Maria Zuccherato

Editoração Eletrônica: Silvana Panzoldo

DADOS PARA CATALOGAÇÃO

Oliveira, Dr. Jair Tadeu G. de
   Cozinhe para emagrecer – e manter o peso com saúde / Dr. Jair Tadeu G. de Oliveira ;
Ilustrações de André Ceolin
   São Paulo : Claridade, 2011.

   ISBN 978-85-88386-92-1   - 120 págs.

   1. Nutrição e saúde. 2. Dietas para emagrecer. 3. Conteúdo proteico, grasso e de sais dos alimentos.
   I. Autor. II. Título.

        CDD 613.2
        CDU 613.28

Vocês me concederam o sol,
mesmo que me contentasse com a lua.
Obrigado,
Vera Lúcia, minha mulher e companheira;
Vadeci P. Pinto, minha incentivadora.

Sumário

PARTE I 7
INTRODUÇÃO – Cozinhar bem é semear saúde 11
NOÇÕES SOBRE OS ALIMENTOS – Proteínas, carboidratos e gorduras ... 15

PARTE II 21
AS HORTALIÇAS: Enchendo o estômago com saúde 23
OS LÍQUIDOS: A verdade sobre eles 33
AS MASSAS: O segredo para não engordarem 43
OS DOCES: Como fazer deles amigos saborosos 49
AS CARNES: Um recurso para a saciedade prolongada 57
AS GORDURAS: Podem levar ao fracasso 65

PARTE III 69
AS SOPAS: Bom peso e saúde 71
Receitas de pastas *diets* 77
Sugestões de pratos congelados 79
Laxantes e retentores do intestino 83
Aprenda a ler as embalagens dos alimentos 85
A diferença entre *diet*, *light* e *zero* 87
A geladeira magra 89
Compras no mercado 91
Adoçantes 93
Sorvetes 97
Como calcular o peso ideal de uma pessoa 99
Dicas úteis 101
Tabela de valores calóricos dos alimentos 103
Glossário 117

PARTE I

Cozinhar bem é semear saúde

Noções sobre os alimentos

INTRODUÇÃO
Cozinhar bem é semear saúde

Como endocrinologista há décadas, não tive saída: precisei aprender a cozinhar. Envolvido nos mecanismos que engordam e emagrecem, com hormônios, e tantos remédios existentes, ou prestes a surgir, me deparava com a difícil questão da dieta: a arma mais forte de que dispomos. Eu orientava cada paciente, mas independentemente de quem iria fazer a comida, como tirar suas dúvidas? Assim, sentindo a clara necessidade de enriquecer as informações, fui além do consultório, deixei para trás a mesa de refeições e entrei na cozinha, de onde surgiu o *Cozinhe para emagrecer*. Sem dúvidas, ele fornecerá soluções eficazes a quem luta ou a quem ajuda na luta contra o excesso de peso.

Por que mudar? Muita coisa que se pratica na cozinha passa de uma pessoa para outra, por tradição de longos anos, décadas e até séculos. Houve tempo em que não sabíamos tanto sobre alimentos, saúde e doenças como sabemos hoje.

Ser magro, muitas vezes, não é apenas um desejo estético, mas uma necessidade para alcançarmos uma saúde, se não ideal, pelo menos satisfatória. O excesso de peso causa problemas sérios ao nosso corpo, como pressão alta, diabetes, gordura no fígado, apneia obstrutiva do sono, trombose.

> Nunca pule refeições, esse é um equívoco comum e que invariavelmente levará ao fracasso da proposta de emagrecer.

Pessoas queridas de nosso convívio tantas vezes nos transmitiram ensinamentos impróprios à saúde, certamente por não saberem que eles poderiam fazer mal. A própria medicina cometeu erros. Talvez, alguns ainda existam.

Podemos mudar isso e começar a praticar uma culinária conveniente. Principalmente em relação às coisas que engordam.

Nosso aparelho digestivo não pode fugir de nós, e o que lhe for atirado boca abaixo, bom ou ruim, irá penetrar em nossas veias.

Quem ama a cozinha prepara e oferece o alimento com o que há de mais saudável e de melhor resultado. Comer, e paralelamente cozinhar, faz parte do estado de saúde ou de doença das pessoas.

A alimentação correta implica no que os médicos chamam *terapia nutricional*. Você pode participar dela e transformar o alimento em um ótimo remédio.

Este não é um livro de receitas, mas uma obra com noções indispensáveis sobre a arte e a ciência de cozinhar. A cozinha tem muito de artístico e de toque pessoal, mas tem também muito de científico. Apresentarei ensinamentos sobre os alimentos e técnicas para as pessoas que já cozinham ou estão aprimorando ou aprendendo culinária, para si ou para outros, que tenham facilidade para engordar ou desejo de emagrecer, e mesmo de manterem o peso estável.

O que é obesidade? Apenas pelo exame visual podemos avaliar se uma pessoa está com muito peso. De qualquer forma, é recomendado consultar um médico para verificar se há alguma restrição ou recomendação quanto à dieta, antes de se iniciar uma nova atuação alimentar. Uma maneira de calcular se estamos próximos do peso ideal é fazer o cálculo do IMC, que está explicado de forma mais detalhada na terceira parte do livro.

Embora seja indelicado referir-se a alguém como "obeso", e mais ainda como "gordo", você verá essas palavras durante a leitura, mas elas foram usadas somente para facilitar a compreensão do texto.

É muito importante reconhecer que assim como o excesso de peso é prejudicial, a magreza extrema também resultará em danos ao organismo. Os nutrientes, vitaminas, proteínas e tudo mais que o alimento nos proporciona é fundamental para termos um corpo belo e que funcione corretamente.

A pessoa que não quer engordar costuma saber muito sobre alimentos contra obesidade, mas falta o mais importante: saber fazer ou ter quem saiba fazer, sem cometer erros que levem a um desastre. Depois dessa leitura, você poderá preparar adequadamente os mais variados pratos.

Mais vale a prática do que a teoria. Porém, vale muito mais a prática com a teoria!

Nunca pule refeições, esse é um equívoco comum e que invariavelmente levará a um desastre da proposta de emagrecer, pois você certamente vai ingerir muito mais calorias nas refeições seguintes! Coma prazerosa e corretamente.

A partir de agora, apresentamos instrumentos eficientes para o sucesso nessa empreitada.

NOÇÕES SOBRE OS ALIMENTOS

Proteínas, carboidratos e gorduras

Quando você for cozinhar, precisa saber que existem apenas três modalidades básicas de alimentos:

PROTEÍNAS

CARBOIDRATOS

GORDURAS

PROTEÍNAS: Indispensáveis à nossa alimentação, podem ser de origem vegetal ou animal. São responsáveis pela formação e manutenção de orgãos, músculos e tecidos de nosso corpo. Por isso devem entrar na sua alimentação, sem excessos, já que facilitam o ganho muscular. Por isso atletas consomem proteínas em grande quantidade.

As proteínas de origem animal são as mais facilmente absorvidas pelo organismo e são encontradas em carnes vermelhas, ou brancas (frango e peixe); ovos – a clara tem maior concentração proteica – leite e seus derivados (queijos). Devem ser ingeridas sempre levando-se em consideração se engordam ou não. Por exemplo, prefira o filé de peixe ou frango grelhado à omelete de queijo. É importante lembrar que as carnes vermelhas sobrecarregam nosso aparelho digestivo se

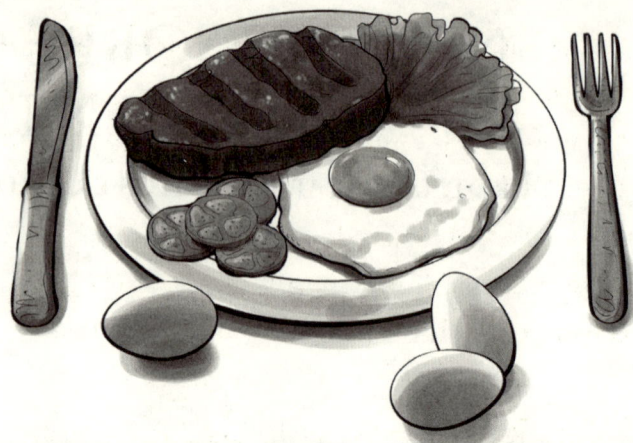

consumidas em grande quantidade, pois são de mais difícil digestão e favorecem a prisão de ventre.

As proteínas vegetais são tão benéficas quanto as de origem animal e, muitas vezes, nos fornecem outros nutrientes importantes. São fontes de proteína vegetal: derivados de soja – como o tofu, ou o leite de soja –, cogumelos, gergelim, brotos (o de feijão é o mais indicado), aveia integral, gérmen de trigo, lentilha seca, arroz integral e grão de bico. Cada 100 gramas de proteína fornecem 400 calorias.

Alterne seu consumo de proteínas, entre animal e vegetal.

CARBOIDRATOS: Neste grupo estão os *doces* e as *massas*.[1] São nossa fonte de energia, nosso combustível. Por isso, mesmo em uma dieta de emagrecimento devem ser consumidos.

---

[1] As massas são todos os alimentos com amidos ou farinhas: arroz, pão, bolacha, mandioca, batata. Não só macarronada, lasanha e pizza são massas. Na digestão todos os carboidratos se transformarão em açúcares. Portanto, os açúcares são carboidratos. O açúcar pertence ao grupo dos carboidratos. Denomina-se açúcar os carboidratos doces. Predominam nos açúcares moléculas de uma substância química chamada sacarídeo, isoladas uma a uma ou unidas duas a duas. Já as massas, são formadas por grande quantidade de moléculas de sacarídeos, os polissacarídeos, unidos entre si em longas cadeias. Os sacarídeos, assim unidos em cadeias, não possuem mais o sabor doce

Os carboidratos são chamados também hidratos de carbono ou glicídios. Estão presentes nas massas, no arroz, nos doces e em alguns tubérculos como batata, mandioca, mandioquinha e inhame. Todo carboidrato se transformará em glicose no organismo. Desta forma, deve-se tomar muito cuidado nas porções de carboidratos ingeridos. Cada 100 gramas de carboidrato fornece 400 calorias.

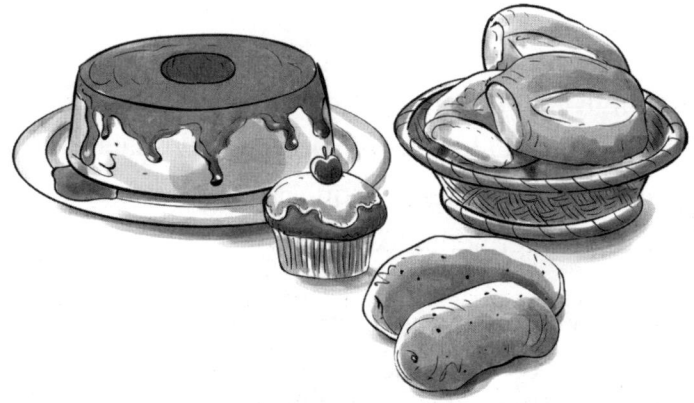

> Pessoas que praticam atividades físicas poderão consumir porções maiores de carboidratos, já que estes serão queimados e não virarão gordura acumulada.

GORDURAS: As gorduras são os alimentos mais calóricos que existem. Cada 100 gramas de gordura fornecem 900 calorias. Nada engorda mais do que gordura.

Dividem-se em dois grupos. Vejamos as diferenças:

GORDURAS ANIMAIS: Presentes na gema de ovo; em coxa, sobrecoxa (mesmo tirando a pele), asa ou tulipa de frango; costela e bisteca suínas ou bovinas; em carnes, cupim e picanha; em embutidos, como presunto, presuntada, morta-

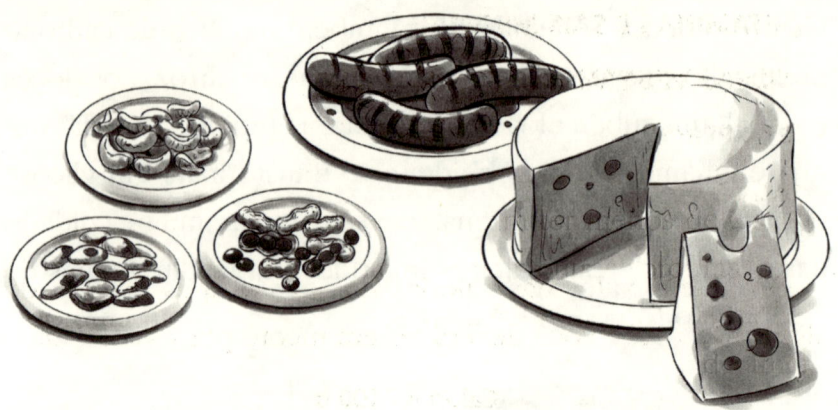

dela, linguiça, linguiça calabresa, salame; bacon, toucinho, torresmo, panceta, leite e derivados não desnatados (queijo de qualquer cor, manteiga, requeijão, creme de leite, iogurte e outros leites fermentados).

GORDURAS VEGETAIS: São consideradas como tais o óleo da maionese; os óleos de milho, de soja, de girassol, de dendê, de canola, de oliva (ou azeite); a gordura de coco; a gordura hidrogenada; a margarina e a manteiga vegetal. Estão presentes no amendoim, no abacate, no coco ralado, nas nozes e no chocolate.

Lembre-se: existe a chamada "gordura invisível", uma das grandes causas do fracasso no combate à obesidade. Ela também engorda, e se esconde em alimentos como empadinhas, massas folheadas, biscoitos de polvilho, e outros que possuem bastante gordura em sua composição.

OUTROS COMPONENTES: Depois conhecer proteínas, carboidratos e gorduras, é preciso lembrar que existem outros componentes nos alimentos, e que eles não engordam, embora sejam importantes na cozinha:

VITAMINAS E SAIS MINERAIS

FIBRAS VEGETAIS

TEMPEROS

ÁGUA

Observe o valor das calorias dos três grupos básicos de alimentos, e que você deverá ter em mente por toda a vida.

	Calorias / 100 g
PROTEÍNAS	400
CARBOIDRATOS	400
GORDURAS	900

Veja a grande diferença de calorias entre proteínas/carboidratos e gorduras.

Observe também a tabela abaixo que será a base dos assuntos que trataremos no livro.

ALIMENTOS QUE SACIAM	E...
SALADAS E LÍQUIDOS	NÃO ENGORDAM
CARBOIDRATOS (massas e doces) E CARNES	ENGORDAM MENOS
GORDURAS	ENGORDAM MAIS

PARTE II

As hortaliças são suas melhores amigas

Os líquidos são sempre bem-vindos

Diga não a gordura!

AS HORTALIÇAS
Enchendo o estômago com saúde

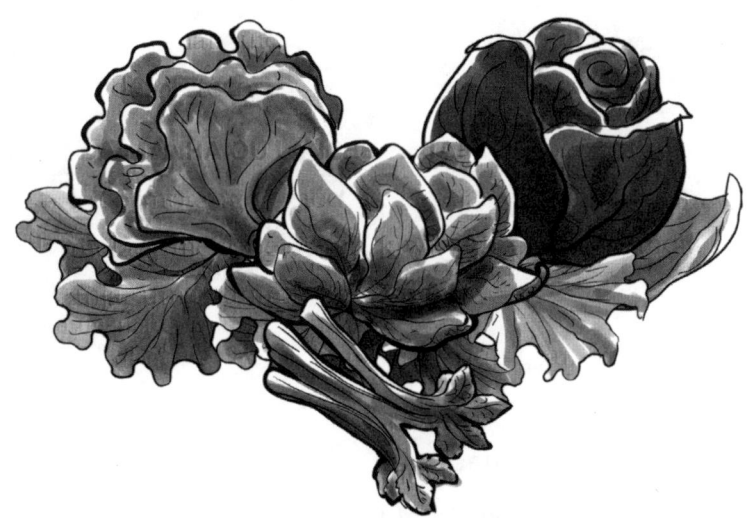

ALIMENTOS QUE SACIAM	E...
SALADAS E LÍQUIDOS	**NÃO ENGORDAM**
CARBOIDRATOS (massas e doces) E CARNES	ENGORDAM MENOS
GORDURAS	ENGORDAM MAIS

Usadas cruas nas saladas, ou cozidas, as hortaliças são divididas em **VERDURAS** – folhas – e **LEGUMES** – chuchu, abobrinha, cenoura e outros.

São alimentos pouco calóricos e por isso os que menos terão potencial para fazer engordar.

De agora em diante abuse dos vegetais em suas refeições.

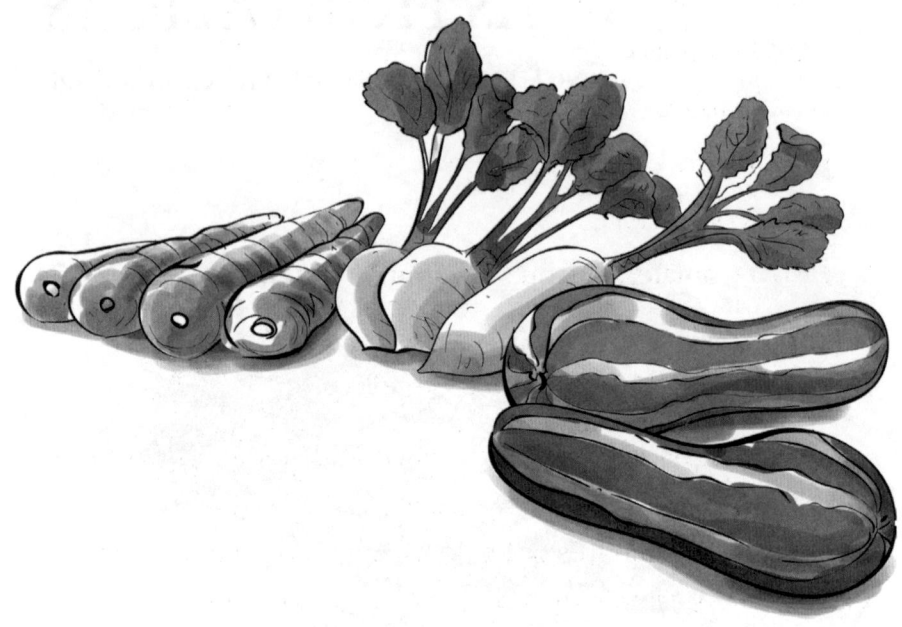

> **OBSERVE:**
> Um quilo de alface tem apenas 160 calorias!
> Um quilo de torresmo tem 5.400.
> Isso mesmo, mais de 5 mil!

Para conseguir pratos sempre atrativos e saborosos você precisará variar. Não use sempre os mesmos ingredientes, seja criativo e anote os pratos que estiverem aprovados.

Mesmo quem gosta de carne geralmente não come todos os tipos. Quem come hortaliças, não precisa gostar de todas. Mas certamente gostará de muitas.

Se ficar todos os dias no básico "tomate e alface", em pouco tempo não conseguirá mais olhar para um pé de alface.

Além disso, as hortaliças oferecem diferentes partes comestíveis. Veja os exemplos:

RAIZ (cenoura, nabo),

CAULE (cebola),

TALO (salsão),

FOLHA (alface),

FLOR (couve-flor),

FRUTO (tomate, chuchu, abobrinha, pepino),

BROTO (abóbora)

SEMENTE GERMINADA (broto de feijão).

Tal diversidade de sabores, associada aos temperos, abre possibilidade para infinitos prazeres.

Sirva no mínimo três tipos de hortaliças por refeição, almoço e jantar. Mesmo comendo sem exagero cada uma, a soma de três tipos dará um volume maior para encher o estômago, aumentando aquela sensação de saciedade.

> Use temperos à vontade.
> Só não use óleos e gorduras animais.

Embora tenham pouco ou nenhum valor calórico, hortaliças e legumes são fontes importantes de vitaminas, cálcio, potássio, antioxidantes, entre outros nutrientes e propriedades medicinais, conforme mostrei no livro *Alimentação funcional – prolongando a vida com saúde*, da Editora Claridade.

Algumas pessoas torcem o nariz para os vegetais, só imaginando-os como saladas ou um refogado, mas esquecem que temos muitas formas de utilizá-los em nossa cozinha. Experimente adicioná-los por exemplo em pizzas e sanduíches, ou usá-los como petiscos e tira-gostos.

Atenção! Um erro comum de quem deseja emagrecer é transformar os vegetais em refeições calóricas. Não adiantará por exemplo, fazer uma lasanha de berinjela – que substitui a massa – e recheá-la com inúmeros e gordurosos queijos. Ou ainda, preparar uma linda couve-flor gratinada cheia de queijo ralado e manteiga.

Gratinar é uma forma de tostar o alimento em sua superfície formando uma casca, com queijo, farinha de rosca e manteiga. Está proibido nessa fase. Vale a couve-flor no vapor, picadinha em cima da pizza, na salada, mas gratinada, não!

Da mesma forma não dará certo fatiar em finíssimas rodelas uma abobrinha e fazê-la a milanesa, com ovos, farinha e depois fritá-la. O leitor verá adiante que fritar um alimento, ou seja, mergulhá-lo em gordura, é uma forma de transformar um alimento saudável e magro numa bomba calórica. Evite sempre.

Por isso, saber preparar uma comida que não engorde é uma arte. Estamos sempre tentando adicionar calorias desnecessárias ao que comemos. Uma refeição gostosa não deve engordar.

Preparei uma lista pequena de hortaliças que devem acompanhá-lo nessa nova fase. Aproveite todos sabores e nutrientes que elas irão lhe oferecer e prepare pratos deliciosos.

ACELGA: Fonte de vitamina A e C, também é rica em ferro. Saborosa, pode ser consumida em saladas ou refogada.

AGRIÃO: Rico em antioxidante, betacaroteno e vitamina C, cálcio e potássio. Pode ser usado em saladas, lanches e sopas.

ALFACES: São ótimas na preparação de saladas e possuem alto teor de fibras e quase nenhuma caloria.

BETERRABA: Um legume extremamente versátil, que pode ser servido cozido, cru, em forma de suco, sopa, e também podemos consumir o fruto, o talo e as folhas. A beterraba possui alto teor de fibras, ácido fólico e potássio, e suas folhas contêm ferro e vitamina C.

BERINJELA: Pobre em calorias, tem textura semelhante a da carne, mas possui o inconveniente de absorver muita gordura, por isso não deve ser frita. Melhores formas de consumir: grelhada com um pouquinho de sal ou recheada com carne moída e assada (sem queijo).

BRÓCOLIS: Com pouquíssima concentração de calorias, uma xícara de brócolis cozido fornece quantidades razoáveis de ferro, proteínas, cálcio e fibras. É um excelente laxante natural, recomendável na prevenção da prisão de ventre. Uma dica é cozinhá-lo rapidamente para que não perca sua coloração e não fique muito macio. Assim perderá poucos nutrientes.

CENOURA: Similar à beterraba em versatilidade, as cenouras podem ser ingeridas cruas, em forma de sucos, cozidas, amassadas como cremes e purês e incluídas nas sopas. Embora doces, possuem poucas calorias, são riquíssimas em betacaroteno, ajudam a prevenir a cegueira noturna e reduzir os níveis de colesterol.

COUVE, COUVE-DE-BRUXELAS E COUVE-FLOR: Fontes de vitamina C, potássio e ácido fólico e fibras. São excelentes em saladas, ou refogadas com temperos variados e nada de gordura.

ERVILHA E VAGENS: Ricas em fibras, ácido fólico, potássio, vitamina C e proteínas. A ervilha verde possui menos calorias e gorduras que outros alimentos que são fontes de proteínas. Consumidas com a vagem, ou tipo ervilha torta refogada com carne moída é uma excelente refeição. Também pode ser cozida (no vapor, que mantém os nutrientes) e adicionadas em saladas ou como ingredientes de sopas.

PEPINO: A maior vantagem é o baixíssimo teor de calorias. Em contrapartida, não oferece níveis importantes de nutrientes como outras hortaliças, mas pode e deve ser agregado à salada, pois é saboroso e aliado aos outros ingredientes saciará a fome sem engordar.

QUIABO: Com pouquíssimas calorias e gorduras, contém ácido fólico, fibras, vitamina C e potássio. Pode ser usado para engrossar caldos e sopas devido à sua viscosidade, também pode ser preparado no vapor ou escaldado. Estas duas últimas opções servem principalmente para os que não apreciam sua característica viscosa.

REPOLHO: É pobre em calorias, rico em fibras e pode ser uma excelente fonte de vitamina C. Use-o em saladas, acompanhando outras folhas verdes, como charuto envolvendo um mix de carne moída magra e cenoura raladinha.

RÚCULA: Rica em vitaminas, também fornece boas quantidades de sais minerais, ferro, potássio e ômega 3. Pode ser aproveitada não só em saladas e refogados, mas como recheio para pizzas, esfihas e outros assados, substituindo os queijos e carnes gordurosas.

> **ÁCIDO FÓLICO:** Também conhecido como vitamina B9 ou vitamina M é uma vitamina hidrossolúvel pertencente ao complexo B, necessária para a formação de proteínas estruturais e hemoglobina. É eficaz no tratamento de certas anemias, reduz o risco de mal de Alzheimer, ajuda no controle da hipertensão e é um dos componentes indispensáveis para uma gravidez saudável.

Já que consumir hortaliças e vegetais é tão importante, resolvemos colocar algumas receitas *lights* e diferentes do tradicional para você variar seu cardápio diário e, ainda assim, continuar firme na dieta.

SALADA DE REPOLHO COM MAÇÃ

Ingredientes:

½ pote de IOGURTE NATURAL DESNATADO (100g)

4 colheres de sopa de MAIONESE MAGRA (veja a receita na pág. 77)

1 colher de sopa de MOSTARDA

1 colher de sopa de VINAGRE DE CIDRA

SAL e PIMENTA-DO-REINO a gosto

2 ½ xícaras de REPOLHO CRU ralado

2 ½ xícaras de REPOLHO ROXO CRU ralado

1 xícara de CENOURA ralada

¼ de xícara de CEBOLINHA picada

1 MAÇÃ PEQUENA, descascada e picada

Modo de preparo:

Numa tigela, misture o iogurte, a maionese, a mostarda, o vinagre e os temperos. Reserve. Numa outra tigela, junte os repolhos e o restante dos ingredientes. Adicione a mistura de iogurte e misture bem. Tampe e leve à geladeira até a hora de servir.

ABOBRINHA COM HORTELÃ

Ingredientes:

- 2 dentes de **ALHO** amassados
- 4 xícaras de **ABOBRINHA** em rodelas médias
- ¼ de xícara de **SUCO DE LARANJA**
- 1 colher de sopa de **VINAGRE DE VINHO TINTO**
- 1 pitada de **SAL**
- ¼ de colher de chá de **RASPA DA CASCA DE LARANJA**
- 3 colheres de sopa de **HORTELÃ** picada

Modo de preparo:

Numa panela, doure o alho (não use óleo) e coloque a abobrinha. Cozinhe em fogo baixo por 5 minutos. Adicione o suco de laranja, o vinagre, o sal e a raspa da casca de laranja, e cozinhe até o molho engrossar por mais ou menos 2 minutos. Retire do fogo, acrescente a hortelã e misture cuidadosamente. Sirva quente ou à temperatura ambiente.

SALADA DE BERINJELA

Ingredientes:

- 2 **BERINJELAS** médias em rodelas
- 3 dentes de **ALHO** amassados
- ½ colher de chá de **PÁPRICA DOCE**
- ¼ de colher de chá de **COMINHO EM PÓ**
- 1 colher de sopa de **VINAGRE**

Modo de preparo:

Numa peneira, coloque a berinjela e salpique o sal. Deixe descansar por 30 minutos, enxágue e seque-as. Numa panela, doure o alho e as rodelas de berinjela. Adicione o restante dos ingredientes e cozinhe até o líquido secar. Antes de servir, leve à geladeira ou sirva em temperatura ambiente.

Para variar as saladas e nunca enjoar das combinações, você pode usar um molho *light* diferente, que dará um toque especial na sua salada.

Abaixo, estão duas receitas fáceis de molhos *light* que podem acompanhar suas refeições.

MOLHO DE ERVAS E COTTAGE

Ingredientes:

    2 xícaras de chá de QUEIJO COTTAGE
    2 colheres de sopa de SUCO DE LIMÃO
    2 colheres de sopa de MANJERICÃO FRESCO picado
    SAL a gosto

Modo de preparo:

    Amasse o queijo cottage com o garfo e misture os outros ingredientes.

MOLHO VINAGRETE

Ingredientes:

    1 TOMATE cortado em cubinhos
    1 CEBOLA cortada em cubinhos
    1 colher de sopa de SALSA picada
    6 colheres de sopa de VINAGRE
    SAL a gosto

Modo de preparo:

    Misture muito bem todos os ingredientes

OS LÍQUIDOS
A verdade sobre eles

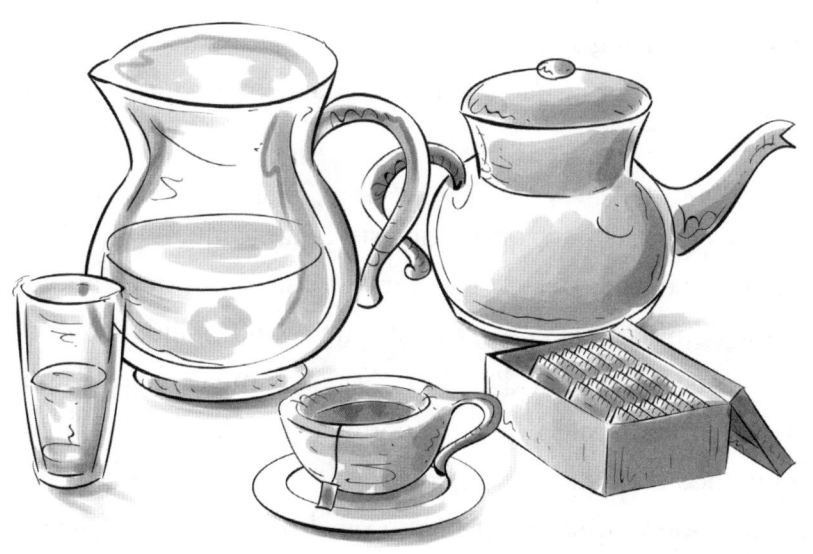

ALIMENTOS QUE SACIAM	E...
SALADAS E **LÍQUIDOS**	**NÃO ENGORDAM**
CARBOIDRATOS (massas e doces) E CARNES	ENGORDAM MENOS
GORDURAS	ENGORDAM MAIS

Beba líquidos, sem calorias, durante as refeições. Sempre! Nunca deixe faltar uma farta garrafa ou jarra de líquido sem calorias quando for se alimentar. É bobagem acreditar que líquidos devem ser consumidos apenas uma hora antes ou uma hora depois das refeições.

Água não dilata estômago mais que outras ingestas. Líquido não dilata mais que os gases das bebidas e da água com gás, e nem mais que os próprios alimentos calóricos. A saciedade está relacionada com o estômago cheio, à plenitude gástrica.

Se a saciedade pede estômago cheio, que seja cheio de água, e não de alimentos calóricos que engordam, como massas, feijoada, carnes gordas.

Lembre-se: água não dilata estômago mais que alimentos sólidos.

Líquidos às refeições não atrapalham a digestão, eles diluem o suco gástrico, que é digestivo, tanto quanto qualquer alimento. Se uma pessoa tem um estômago em que cabe um litro de comida e ela *comer* um litro de comida sólida, precisará de suco gástrico para digeri-lo. Se beber meio litro de água, caberá só mais meio litro de comida. Então, esse estômago terá menos comida para digerir, sendo necessário menos suco gástrico. Além disso, o estômago produz, em cada refeição, o necessário para a digestão de seu conteúdo.

Se líquidos às refeições engordassem, teríamos que peneirar o caldo das sopas uma hora antes, ou quanto tempo fosse necessário; antes da refeição, beber parte do caldo, e esperar aquele tempo recomendado passar para comer as partes sólidas da sopa. Daí, uma hora depois, ou quanto for o tempo recomendado, se beberia o restante do caldo.

Portanto, líquidos às refeições ajudam a atingir a saciedade e não engordam.

Há líquidos muito calóricos, que não devem ser ingeridos, como refrigerantes com açúcar, vitaminados, sucos naturais sem água, e achocolatados.

> É permitido e recomendado que haja abundância de líquidos não calóricos para ingestão, antes, durante e após as refeições

Bebidas pouco ou não calóricas:

- água com ou sem gás (zero calorias);
- chás, qualquer um, de folhas (2 calorias em 100 ml);
- café – cafeína em excesso não é saudável – (5 calorias em 100 ml);
- refrigerantes *diets* artificiais (tipo cola 0,6 calorias em 200 ml);
- refrigerante *diet* de guaraná (até 0,85 calorias em 200 ml);
- refrigerante *diet* de laranja (10% suco da fruta: 0,84 calorias em 200 ml);
- sucos *diets* em pó para diluir (1 a 6 calorias em 200 ml)
- água tônica *diet* (menos de 12 calorias em 200 ml);

É muito importante lembrar que bebidas como café e chá devem ser adoçadas com adoçante para que tenham a quantidade de calorias indicadas acima e possam ser consumidas à vontade.

Refrigerantes dietéticos de frutas, limonadas e outros refrescos de frutas (maracujá, abacaxi, acerola, etc.) possuem o açúcar das frutas, que equivale, em calorias, ao açúcar comum.

Refrigerantes dietéticos de frutas só devem ser servidos:

- para pessoas satisfeitas com seu peso e que estão conseguindo mantê-lo estável;
- para as que não sentem necessidade de comer coisas doces;
- com muito cuidado para as pessoas que passam ou já passaram pela situação de ter que comer ansiosamente coisas doces. As doses mínimas de açúcar que as frutas contêm podem ativar a vontade em quem sente necessidade de açúcar e parou de ingeri-lo.

As calorias de 166 copos de refrigerante *diet* tipo cola (0,6 cal/200 ml) equivalem às colorias de um copo desses sucos naturais.

Embora os sucos de frutas naturais sejam calóricos, pois possuem o açúcar das frutas, eles não precisam ser eliminados da sua alimentação, desde que você siga algumas regras, como por exemplo:

- Jamais adoçá-los com açúcar (de qualquer tipo) ou mel, use adoçante, ou não adoce.
- Usar uma parte de água.
- Eles não devem acompanhar as refeições, e sim servir como um lanche da tarde, ou à noite antes de dormir.
- Use frutas menos calóricas como: abacaxi, morango, melão, melancia; kiwi, pera, amora, limão. Ficam proibidas frutas como: coco, banana, uvas, laranja, graviola, jaca, tamarindo e açaí. Maçãs e goiabas são retentores de intestino, por isso não são aconselháveis.

> VOCÊ SABIA? O abacaxi contém bromelaína, considerada útil no controle de inflamações associadas à artrite e outras doenças. Pesquisas preliminares sugerem que a propriedade anti-inflamatória da bromelaína também pode reduzir coágulos no sangue, reduzindo o risco de enfartes e de derrames.

Para os adoradores de sucos, abaixo duas sugestões: uma de suco de frutas e outra de suco de hortaliças, ótimo para o sistema imunológico.

SUCO DE MELANCIA REFRESCANTE

Ingredientes:

Cerca de 300g de MELANCIA.

Modo de preparo:

Corte a melancia em tiras e bata na centrífuga, com sementes e tudo.

SUCO DE HORTALIÇAS PARA AJUDAR O SISTEMA IMUNOLÓGICO

Ingredientes:

3 CENOURAS

1 talo de SALSÃO

1 MAÇÃ

½ BETERRABA com folhas

½ punhado de GERME DE TRIGO

½ punhado de SALSINHA

Modo de preparo:

Corte as cenouras e o talo de salsão em pedaços de 5 a 7 cm. Corte a maçã e a beterraba em gomos finos. Coloque os ingredientes na centrífuga, iniciando e terminando com a cenoura e o salsão

Bebidas gaseificadas

As bebidas com gás são ótimas. Elas são gaseificadas com dióxido de carbono (CO_2). Esse gás não engorda, não possui calorias e não se transformará em gordura. O gás sofre aquecimento no estômago e passa pela dilatação descrita abaixo. Essa dilatação do gás aumenta seu volume, que tende a preencher o estômago, da mesma forma que os líquidos e as comidas sólidas tendem a preenchê-lo quando ingeridos.

Em síntese, o estômago deve ser preenchido com alimentos de baixas calorias; das comidas sólidas, as hortaliças são as melhores; das bebidas, as sem calorias são as mais adequadas; das bebidas não calóricas, as com gás são as recomendáveis. Água e gás têm menos calorias que bebidas *diets*, as quais tem menos calorias que hortaliças, que por sua vez têm menos calorias que outras comidas sólidas.

O gás é arma eficiente para se resistir a uma situação quase irresistível de fome. Habitualmente, conseguindo-se superar o momento de desespero, ela desaparece, e costuma se manter ausente por algum tempo. Você mesmo, que cozinha, certamente já deve ter observado isso. Talvez seja o que baste para a pessoa aguardar o momento adequado de comer, ou aguardar o momento em que houver comida adequada para ela.

As Sopas

Uma saborosa sopa de hortaliças não engorda se preparada quase sem, ou, de preferência, totalmente sem carboidrato, sem gorduras, com carne magra bovina, de ave, ou de peixe. Temperada e quentinha, é uma delícia que podemos consumir e servir sem culpa.

Sopa é a mistura de alimentos com água temperada. O tempero fica por conta da exigência do paladar de cada um e da habilidade e toque pessoal de quem cozinha.

SOPA INSTANTÂNEA DE VERÃO

Essa é uma dica que deve ser recomendada a quem precisa emagrecer. Sendo as sopas tão boas para combater a obesidade, devem ser consumidas também no verão. Você pode montar uma substancial sopa no estômago.

No início da refeição, beber um grande copo de líquido de baixa caloria. Comer, a seguir, uma baciada de verduras. Beber, então, outro copo grande do líquido. Comer, depois, uma tigela de quaisquer legumes (cenoura, pepino, tomate, beterraba, rabanete, chuchu, etc.). Essas hortaliças fazem mais volume no estômago que as folhas. "Legumes" com carboidratos (batata, mandioca, cará, mandioquinha) não devem ser ingeridos. Beber, em seguida, outro copo de líquido.

Para que essa refeição deixe a pessoa sem fome por várias horas, é muito importante que haja carne, que não deve ser frita, nem preparada com óleo, e deve ser ingerida com a salada ou no fim da refeição, pois a digestão da proteína que ela contém é muito mais demorada do que a digestão da salada.

Exemplos de carne magra: peito, coração e moela de frango; alcatra, patinho, lagarto, coxão mole, filé de peixe. O ideal é que a carne seja grelhada, assada, cozida ou ensopada, em forma de bife, pedaços, moída, em fatias (escalopes) ou picadinha com legumes.

Pronto, está feita a sopa instantânea, montada no estômago!

Uma sopa que não engorda, mas que sacia. Ela serve a todas as estações do ano, inclusive para o verão.

Veja a sequência:

líquido –> verduras –> líquido –> legumes –> líquido –> carne.

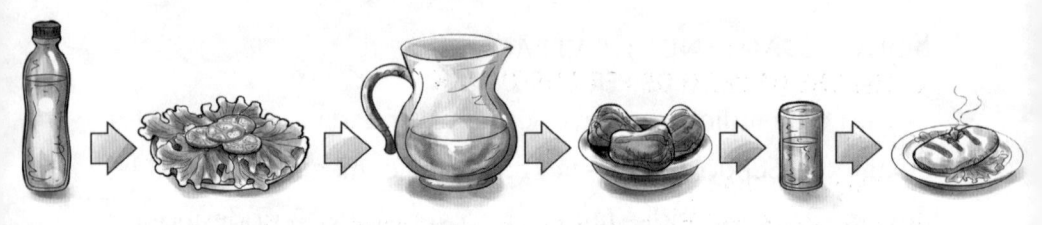

Como acompanhamento de sopas, você pode consumir alguma proteína magra. Aqui damos algumas sugestões saborosas.

FRANGO VIETNAMITA

Ingredientes:

½ **PEITO DE FRANGO** limpo, sem gordura

SAL

PIMENTA-DA-JAMAICA

1 colher de sopa de **RICOTA**

1 **TOMATE** picado

1 **PAPAYA**

½ xícara de chá de **SODA LIMONADA DIET**

VINAGRE BALSÂMICO

½ xícara de chá de **CALDO DE FRANGO** 0% gordura

Modo de preparo:

Tempere o peito de frango com sal e pimenta. Faça um corte no sentido do comprimento como se fosse um envelope. Para recheá-lo, misture a ricota e o tomate, tempere com sal e pimenta-da-jamaica a gosto. Feche com palitos e grelhe numa frigideira antiaderente. Reserve em lugar aquecido. No liquidificador, bata o papaya com a soda limonada, coloque em uma panela pequena e leve ao fogo, mexendo sempre, até engrossar um pouco. Na mesma frigideira que grelhou o frango, junte o vinagre balsâmico e o caldo de frango e deixe ferver. Adicione essa mistura ao molho do papaya e cozinhe até obter uma consistência cremosa. Disponha o molho no fundo do prato, em camada uniforme, com o frango no centro.

CANELONE DE PEITO DE PERU DEFUMADO

Ingredientes:

200g de **RICOTA** fresca
8 fatias de **PEITO DE PERU LIGHT** (com a casca e não muito finas)
1 embalagem (250 ml) de **IOGURTE NATURAL DESNATADO**
1 col. (sopa) de **CEBOLA** picada
2 col. (sopa) de **TOMATE** sem pele e em cubos
SAL a gosto
SALSINHA picada a gosto

Modo de preparo:

Amasse a ricota com um garfo e misture o sal. Acrescente a cebola e o tomate. Coloque uma porção do recheio na ponta da fatia do peito de peru e enrole como um canelone. Faça o mesmo com as outras fatias e arrume num refratário. Cubra com o iogurte e polvilhe a salsa. Leve ao forno por 20 minutos.

AS MASSAS

O segredo para não engordarem

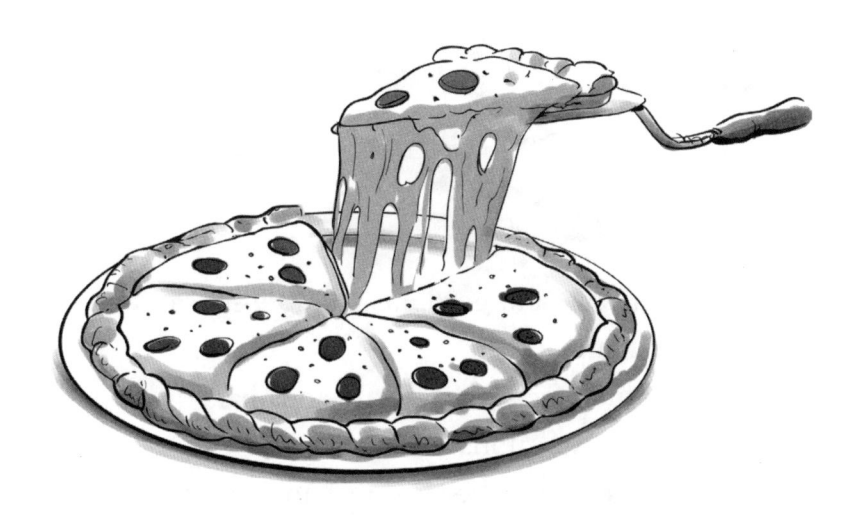

ALIMENTOS QUE SACIAM	E...
SALADAS E LÍQUIDOS	NÃO ENGORDAM
CARBOIDRATOS (**massas** e doces) E CARNES	**ENGORDAM MENOS**
GORDURAS	ENGORDAM MAIS

Vimos que 100g de gordura têm 900 calorias. O açúcar, as massas (carboidratos) e as proteínas têm apenas 400 calorias a cada 100g. Entenda com clareza o que deve ser considerado como "massa" numa cozinha. Elas são os alimentos que contêm amidos ou farinhas (carboidratos). Então, os amidos são usados no preparo de massas. Recorde-se dos exemplos lendo novamente o capítulo sobre os carboidratos.

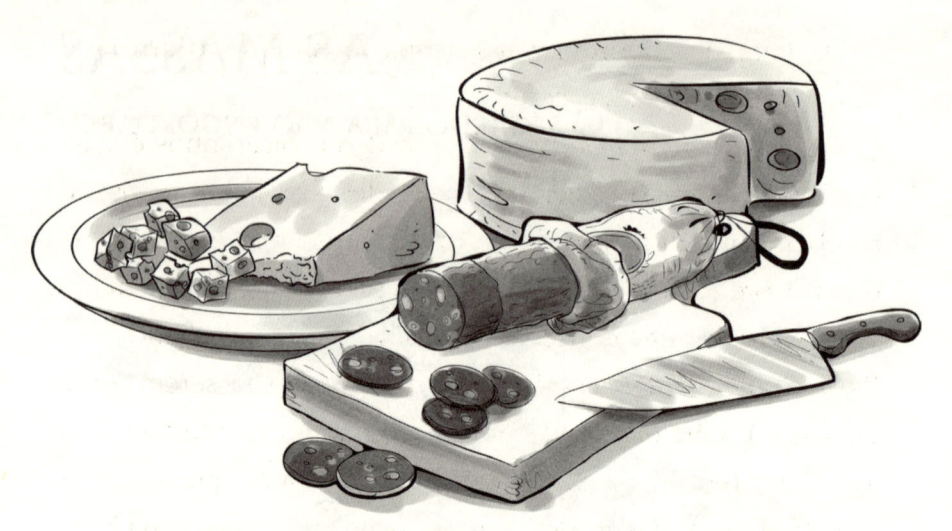

Só prepare massas sem gorduras. Lembre-se: são elas que nos fazem engordar!

Esse é um truque precioso e que funciona para quem deseja fazer comida de baixa caloria.

Ao analisar bem, percebe-se que não é correto chamar pizza de "massa", pois ela é uma bolacha grande de trigo, coberta por grossa camada de produtos gordurosos: queijos fatiados, ralados, cremosos; linguiça calabresa; salaminho; bacon; azeite. O que predomina são as gorduras e, por isso, a pizza engorda muito.

O mesmo acontece com a macarronada e seu calórico molho, ou seja, cheio de óleo ou azeite, bacon, queijos derretidos, inclusive o queijo ralado. E, muitas vezes, creme de leite – que é a gordura do leite.

Essas não são, de fato, massas, mas verdadeiras bombas calóricas. Basta analisar sob o mesmo ponto de vista a lasanha, o nhoque, a torta, o arroz de forno, e tantos outros pratos apelidados "massas".

Dá para desengordurar a lasanha, o nhoque, o arroz de forno? Dá. Veja abaixo como fazer.

Pizza de chicória ou brócolis cozidos e picadinhos é uma boa opção para se fazer em casa. Eles vão sobre a massa, recebem uma fina camada de queijo mussarela e rodelas de tomate, orégano a gosto, e muita criatividade: palmito, milho verde, ervilha em conserva, peito de frango desfiado, etc. Existem muitas receitas de massa de pizza para serem feitas em casa. Ponha de lado as gorduras, mantendo o fermento, a água, o sal, a pitada de açúcar, e outras coisas que são seus segredinhos. A massa pode ser pré-assada no forno ou na boca do fogão, girando a forma lentamente. O correto seria fazer a massa em casa, sem gordura. Quanto mais vezes você a fizer, mais ela ficará deliciosa.

ARROZ SEM ÓLEO: Com água, sal, cebola e alho ele fica soltinho, sim. Pode tentar. Fica mais solto, ainda, adicionando-se uma colher de vinagre na água, ou "soltando-o", depois de pronto, com a escumadeira. Fica muito soltinho o "arroz escorrido", cozido com bastante água e depois escorrido, como macarrão. Dá bons resultados cozinhar com arroz: cenoura ralada, palmito, ervilha, açafrão.

FEIJÃO SEM ÓLEO: Pode ser temperado depois de cozido com cebola, alho, folhas de louro, pimentão, carne seca (nunca a banha da carne seca). Deixar o feijão, antes do cozimento, de molho em água, de véspera, resulta num caldo mais nobre e saboroso. Ele não deve ser obtido dos grãos amassados ou passados pelo liquidificador, pois isso aumentará muito seu valor calórico. Mas vale um pouco de amido de milho (*Maizena*, por exemplo) previamente dissolvido em água fria.

MACARRÃO: Cozido *al dente*, com pouco sal e sem óleo, deve ser misturado aos tomates frescos (experimente os tomates cerejas cortados em dois), alcaparras e ervas frescas (salsinha, manjericão). Cozinhe *al dente* hortaliças como brócolis, couve-flor ou abobrinha, acrescente ervas frescas e outros condimentos de sua preferência, misture cuidadosamente ao macarrão. Se possível, escolha as massas de grão duro que não necessitam do famoso fiozinho de óleo para não grudar. O segredo também é utilizar sempre duas porções de hortaliças para uma de macarrão.

PÃES: Mesmo o francês, não precisa ser evitado, desde que diminua a quantidade a ser servida ou consumida. Se usar os *lights* e integrais, que possuem fibras e menos calorias, leia sempre a tabela nutricional e escolha os menos calóricos. Para acompanhar, uma pequena porção de queijo *cottage*. Nada de manteiga, margarina ou requeijão. Mesmo os que se denominam *ligths* possuem muita gordura e podem acabar dificultando o processo de emagrecimento.

MOLHO DE MACARRONADA SEM GORDURA: Pode ser feito com polpa de tomate e muita imaginação: além dos temperos, carne moída magra, peito de frango desfiado, atum ou sardinha sem óleo, ervilhas, etc. Se adicionar o queijo parmesão, o molho pode chegar a 400 calorias, portanto evite-o.

Num só livro não caberia o grande número de receitas que existem de pratos, ainda mais, se levarmos em conta que cada povo, e mesmo que cada região do país, tem hábitos diferentes de alimentação. É muito trabalhoso e não adianta tanto medir quantas calorias tem cada prato.

O que você, que navega pela cozinha, precisa, é conhecer as regras básicas que estamos expondo aqui, e ousar. **EMAGREÇA TODAS AS SUAS RECEITAS DE MASSAS.**

Tente sempre, com coragem e com criatividade. Não se esqueça de que você sabe preparar muitos pratos. A partir de agora, passe a anotá-los num caderno. Anote tudo que já deu certo na confecção de seus pratos sem gordura, ou o que outras pessoas lhe ensinarem.

Comece adquirindo um caderno. Numere as páginas, da primeira à última. Pule algumas no começo. Com elas, você poderá, futuramente, organizar um sumário.

Use temperos à vontade. Só não use óleos, creme de leite e outras gorduras animais. *Não é difícil!*

OS DOCES
Como fazer deles amigos saborosos

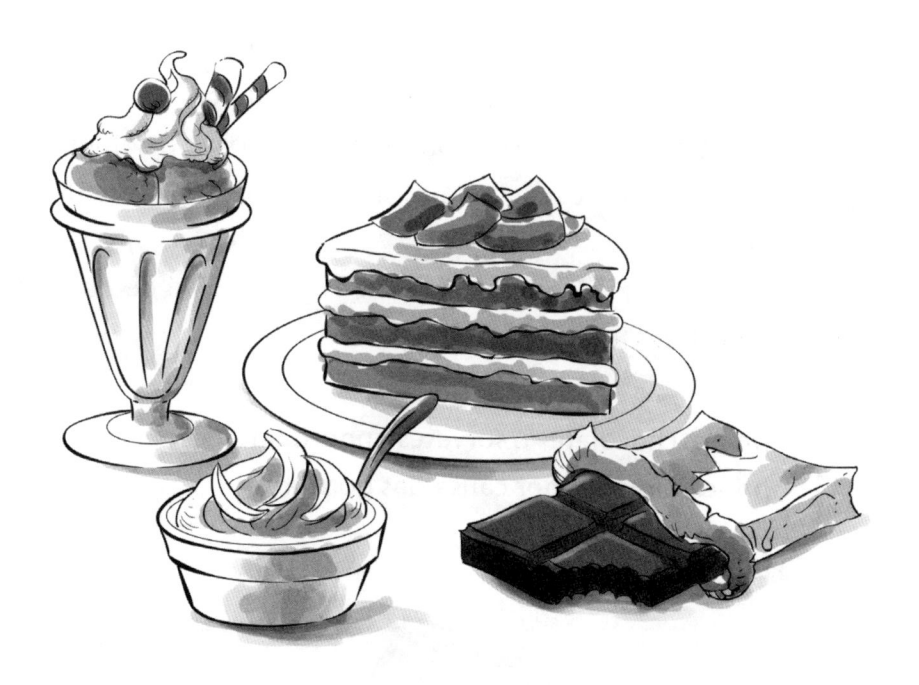

ALIMENTOS QUE SACIAM	E...
SALADAS E LÍQUIDOS	NÃO ENGORDAM
CARBOIDRATOS (massas e **doces**) E CARNES	**ENGORDAM MENOS**
GORDURAS	ENGORDAM MAIS

O açúcar puro tem 400 calorias em 100g. Os doces, chocolates, sorvetes e outros açucarados engordam mais de acordo com a porcentagem de gordura em sua composição.

Os chocolates são ricos em cacau e manteiga – gordura. O chocolate branco tem muito mais manteiga de cacau que os demais, sendo mais calórico. Mas todos possuem quantidades altas de calorias.

Os sorvetes de chocolate costumam ter menos de 20% de manteiga de cacau. Entretanto, possuem outras gorduras, como a gordura hidrogenada, gemas de ovos e manteiga.

Paçoca é um doce muito calórico por ser à base de amendoim. Quase metade do amendoim é gordura, óleo de amendoim.

O mesmo se diz da cocada, feita de coco. O óleo de coco é a gordura deste fruto.

> Doces, chocolates e sorvetes engordam principalmente por causa das gorduras.

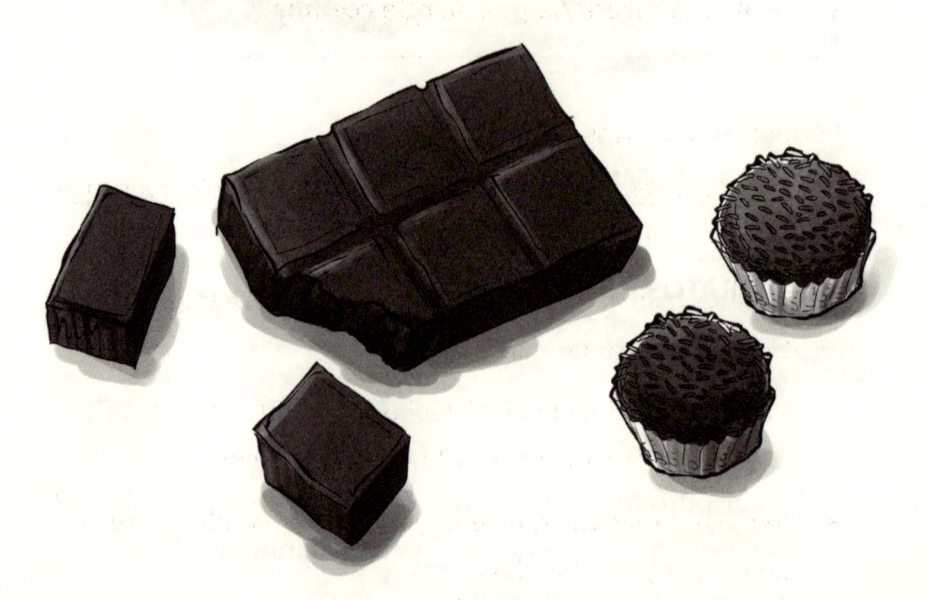

O indivíduo que consegue passar sem doces, chocolates e sorvetes gordurosos, já tem trilhada boa parte da trajetória para vencer o excesso de peso. Você pode ajudar. Há pessoas dependentes de açúcar.

Picolé de frutas tem açúcar, mas não tem gorduras. Prefira servi-lo em vez de sorvete de massa. Da mesma forma, sirva, se não tiver como escapar, somente doces de frutas, como goiabada, marmelada, pêssego e figo em caldas – sem creme de leite, leite condensado, queijos, coco ralado, ou outro produto gorduroso.

> A responsabilidade por alguém ser obeso pode ser de quem prepara a comida. Quem vai para o fogão consegue não só evitar o ganho de peso de quem come, mas promover seu emagrecimento. E é essa a preciosa tarefa da pessoa que cozinha.

Pequenos segredos para o dia a dia:
- Sirva chicletes dietéticos à vontade; após as refeições, nos lanches, a qualquer hora.
- Chicletes com açúcar, ocasionalmente. O açúcar deles pode ativar a vontade de mais açúcar.
- Evite servir refrigerantes dietéticos com frutas. O açúcar das frutas pode provocar vontade de mais açúcar.
- Sirva balas dietéticas, dessas sem açúcar, vendidas em elegantes latinhas ou embalagens.

- Sirva refrigerantes dietéticos sem frutas, à vontade, tais como os tipo cola, e os em pó. Eles podem complementar uma refeição.

- Os cremes dentais possuem adoçantes não calóricos que, com aquela sensação refrescante que provocam, ajudam a amenizar o desejo de açúcar. Sugira a escovação dos dentes das pessoas, se lhe forem íntimas e a ocasião permitir, logo após as refeições ou quando necessário.

- Recomende não enxaguar muito a boca para manter o frescor doce residual do produto.

- Adoce ½ colher de sopa de leite desnatado em pó (17 calorias) com adoçante não calórico (gotas ou em pó) e vá adicionando água até formar um leite condensado *diet*, com cremosidade a gosto. Ajuste a doçura com mais adoçante, se necessário (use duas colheres de café para manusear o creme – uma limpa a outra). Esse leite condensado é para ser dissolvido, aos poucos e lentamente, na língua. A língua é o local da boca que sente o gosto do açúcar e dos adoçantes.

- A gelatina *diet* não oferece perigo: tem em torno de apenas 8 calorias em 100 gramas, quando preparada conforme indicado na embalagem. Uma porção de gelatina *diet*, sabores cereja, morango ou abacaxi, é uma boa opção.

Procure ter sempre à mão tais tipos de produtos, e os utilize quando for preciso.

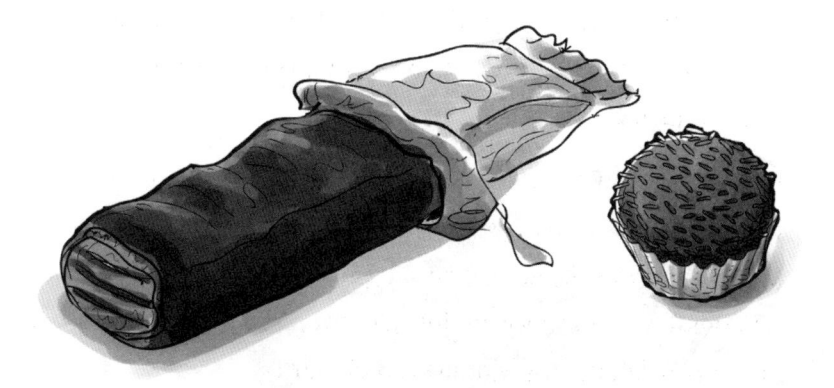

DICA: Masque chiclete adoçado com xilitol por pelo menos cinco minutos, nos cinco minutos após a refeição. O chiclete adoçado com xilitol ajuda a combater as bactérias prejudiciais da boca que causam cáries. Um estudo revelou que quem mascava chiclete adoçado com xilitol, logo após as refeições, apresentava um número bem menor de bactérias causadoras das cáries na boca depois de cinco minutos do que quem mascava outro tipo ou nenhum chiclete.

Mas atenção:

- O pudim *diet* é mais calórico que a gelatina *diet*, com cerca de 25 calorias em 100g.
- A gelatina normal tem 60 calorias em 100g.
- O pudim normal é muito calórico! Com variação de 98 calorias por 100 gramas, de sabor baunilha, a 294, com calda.
- Abacate é uma fruta muito gordurosa, portanto com muitas calorias, embora sua gordura seja saudável.

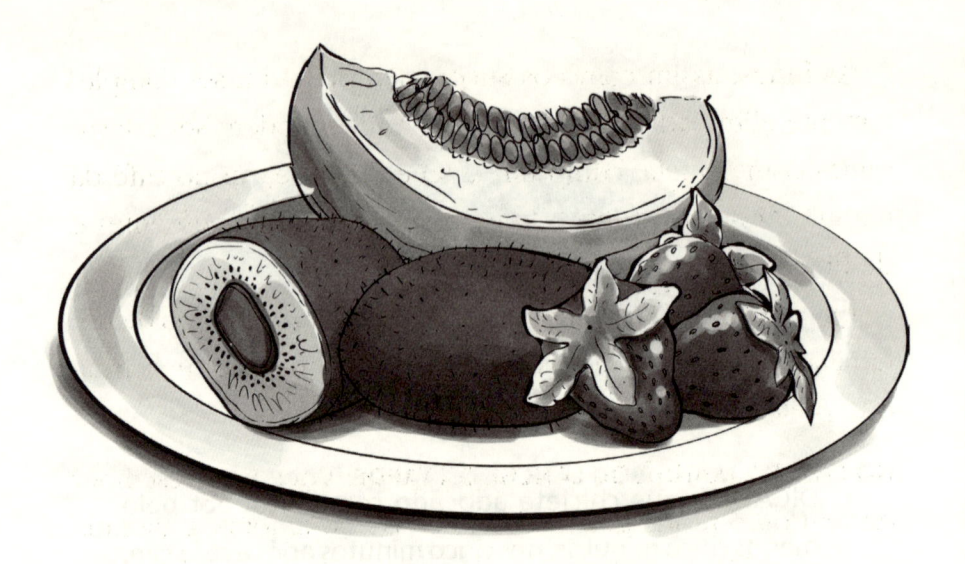

FRUTAS, MEL, AÇÚCAR MASCAVO E AÇÚCAR ORGÂNICO

Frutas e mel são dois alimentos açucarados que podem ativar a vontade de açúcar. O mel tem 300 kcal/100g.

Açúcar mascavo não serve para substituir o açúcar refinado. Ao contrário do que dizem, o verdadeiro açúcar puro é o branco, refinado, com pureza beirando os 100%. O açúcar mascavo, mesmo com todas as substâncias não doces que contém, apresenta 90% de açúcar, com 360 calorias em 100 gramas; o açúcar refinado tem 400. A substituição traz poucos benefícios. Inclusive, há o açúcar mascavo que é feito a partir de misturas com o açúcar refinado.

Açúcar orgânico, claro ou dourado, é exatamente igual ao açúcar refinado em calorias. O diferencial está no processo de fabricação, que nada tem a ver com a quantidade de calorias.

Se a pessoa para quem você cozinha tomou a decisão de fazer dieta, você tem uma grande, mas feliz responsabilidade de ajudar.

As frutas, assim como os sucos, não precisam ser completamente eliminados do seu dia a dia. Elas podem ser consumidas com cautela, como um lanche da tarde, ou no café da manhã. Afinal são fontes de inúmeras vitaminas, nutrientes e de fibras.

Quem está ajudando no processo de emagrecimento de um familiar deve tomar cuidado com o tipo e a quantidade da fruta que pretende oferecer.

NO CAFÉ DA MANHÃ OU LANCHE DA TARDE: Você pode escolher entre 4 ou 5 morangos médios, cerejas ou amoras, uma fatia fina de melão, meia pera, um kiwi, um pêssego, meia maçã, uma laranja, uma carambola média.

NÃO PODE: abacate, coco, banana, caqui, açaí, fruta-do-conde.

Há no final do livro uma tabela de alimentos e suas calorias. Consulte-a sempre que houver dúvidas. As "massas" se transformam em glicose no aparelho digestivo, antes de entrar no sangue. Isso quer dizer que não difere comer açúcar ou comer macarrão (trigo): o que irá para o sangue é o açúcar. Sempre existe transformação de carboidratos em açúcar. Embora cada carboidrato e seu modo de preparo provoquem uma elevação diferente do açúcar no sangue, todos o elevam.

AS CARNES
Um recurso para a saciedade prolongada

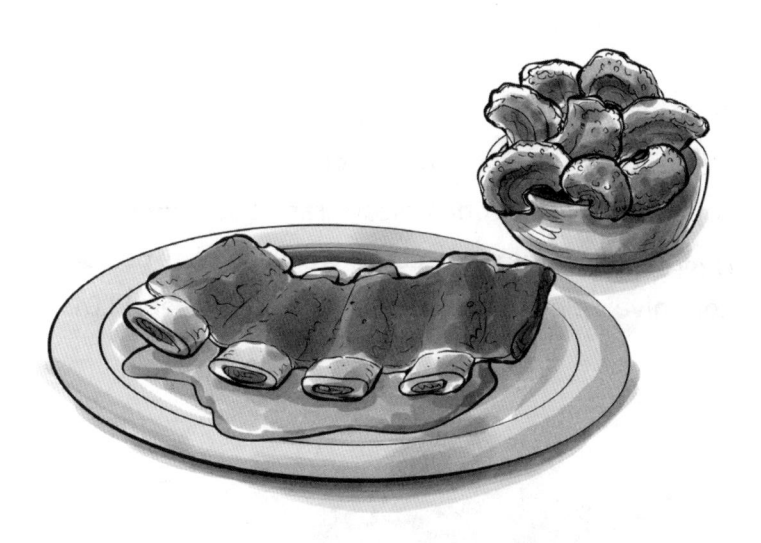

ALIMENTOS QUE SACIAM	E...
SALADAS E LÍQUIDOS	NÃO ENGORDAM
CARBOIDRATOS (massas e doces) E **CARNES**	**ENGORDAM MENOS**
GORDURAS	ENGORDAM MAIS

Vamos relembrar quais são as carnes gordas e as carnes magras.

CARNES GORDAS: coxa, sobrecoxa, asa ou tulipa de frango, costela e bisteca suínas ou bovinas, cupim, picanha, presunto, presuntada, mortadela, linguiça, linguiça calabresa, salame, bacon, toucinho, torresmo. A banha vendida pura para preparar alimentos é uma perigosa fonte de calorias.

Devem ser escolhidas as carnes magras. A seguir, a lista das mais comuns.

CARNES MAGRAS: peito, coração e moela de frango; peito de peru; peixes magros; lombo de porco magro – retirada a gordura –; patinho; lagarto; coxão mole; alcatra e outras carnes bovinas magras; carne de soja (também chamada proteína texturizada de soja).

> DICA: Acrescente 25g de proteína de soja na sua alimentação diária. Experimente tofu e grãos de soja. Inúmeros estudos mostraram que comer essa quantidade diária deve reduzir o colesterol de pessoas com níveis elevados e em até 15% o colesterol LDL.

> VOCÊ SABIA? A carne escura tem mais gordura: Os amantes de carne escura de peru ou de frango devem saber que as pernas e coxas contêm mais gordura do que a carne do peito. Enquanto 1 porção de 85g de peito grelhado (sem pele) tem cerca de 3g de gordura, a mesma quantidade de carne escura (sem pele) tem cerca de 5g.

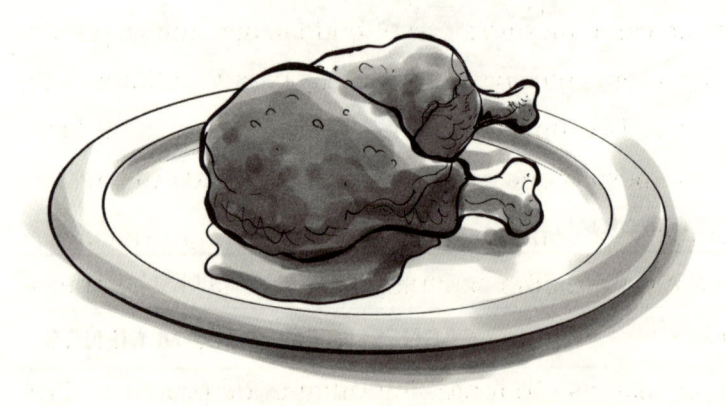

É fácil identificar no açougue as carnes com pouca gordura. Carnes magras, como vimos, poderão ser assadas, cozidas, ensopadas, grelhadas, moídas, picadas ou em escalopes com legumes, e até cruas, como em muitas receitas, sem adicionar qualquer tipo de gordura vegetal ou animal.

A carne de soja pode substituir as citadas carnes magras. Para dar mais sabor, tempere bem ou use caldos de carne, frango ou legumes, sem gordura, à venda nos mercados.

Carne gorda preparada em chapa, grelha, ou forno de qualquer espécie, solta muita gordura, mas não se livra dela de modo eficiente. Por tal motivo, sempre tire-a antes de submeter o alimento ao calor. Mesmo a carne sendo magra, nunca poderá ir para o fogo sem antes passar por uma cuidadosa limpeza de suas gorduras. Use uma faca bem afiada. Habitue-se a fazer sempre isso, mesmo que a carne seja considerada magra.

Use temperos à vontade. Só não use óleos e gorduras animais. No fim do próximo capítulo, há uma lista dos temperos mais usados.

As carnes magras são fontes importantes de proteínas. Prepare-as como quiser, desde que sem uso de gordura (animal ou vegetal), com os temperos que mais combinarem com o prato e forem do agrado de quem for comer. Nunca frite.

A cozinha estará melhor se dispuser de pelo menos uma panela antiaderente. Não usar nela garfos, colheres e espátulas metálicas ou pontiagudas, mas somente de náilon ou madeira, e também não usar esponjas de aço na limpeza, tudo com o objetivo de conservar a camada de revestimento que não deixa grudar os alimentos na hora do preparo.

Entretanto, é perfeitamente possível fazer todos os pratos sem gordura, usando os utensílios tradicionais. A frigideira, por exemplo, muito quente, funciona como uma ótima chapa para grelhar carnes.

BIFE SEM ÓLEO: Na frigideira, sem óleo, algumas carnes soltam água. Deixe-as secarem sem a tampa para que não cozinhem nessa água. Por isso, nunca coloque água ou molhos (de tomate, *shoyu*, limão, cebola, etc.) na frigideira antes de o bife estar grelhado, para não comer ou servir bife cozido. A frigideira precisa estar bem quente para grelhar um bife.

Mesmo que você se empenhe em eliminar as gorduras quando cozinhar, elas sempre estarão presentes em pequenas quantidades, nos mais variados produtos, como carnes, cereais, pães e até em hortaliças. Por isso, se você não cozinhar corretamente, sua comida não será saudável. Pense nisso, pratique, e verá os resultados.

> **Não caia na tentação de um pinguinho de óleo aqui, outro pinguinho ali. Cozinhe sem qualquer tipo de óleo, sem azeite, sem margarina, sem manteiga, sem bacon. Sem gordura dá certo!**

Faça um estoque de armas contra a obesidade. Há pessoas que trabalham fora e moram sozinhas; ou não moram sós, mas precisam de comida separada; não têm cooperação das outras pessoas; costumam sentir indisposição para cozinhar, e optam por lanches rápidos; não têm o hábito de cozinhar; costumam almoçar e jantar fora de casa por um desses motivos. O indispensável para essas pessoas é ter um congelador e, se possível, um forno de micro-ondas, que pode ser substituído por um forninho elétrico, a gás ou pelo banho-maria.

O congelador mantém, por meses, carnes preparadas (bovinas, de aves, de peixes, etc.), legumes, arroz, feijão, cozidos, e outros pratos. O forno de micro-ondas libera ao consumo, em poucos minutos, qualquer prato congelado.

Uma boa solução é: se for preparar um prato em qualquer ocasião, seguindo as regras aqui propostas, prepare como se fosse para muitas pessoas, faça muitas porções – cinco, dez, quinze –, que serão congeladas após devidamente etiquetadas.

Proceda sempre assim e, depois de algumas semanas, você terá um estoque variado de alimentos de preparo rápido e fácil para serem servidos.

Vá a uma loja de embalagens para micro-ondas e congelados, e abasteça-se de produtos necessários para acondicionamento e congelamento: copos com tampa para caldos de feijão, consomês, sopas e arroz cozido; tigelas para arroz, feijão, legumes, bifes; saquinhos plásticos; etiquetas.

Não existem regras para embalagem. Invente, de acordo com suas necessidades e conveniência de preços. Algumas coisas você irá aprender com o tempo, como não usar papel de alumínio no congelador, porque ele se parte.

Abaixo estão algumas dicas básicas para você congelar os alimentos, e mais adiante há sugestões de pratos congelados.

- Ocupe no máximo 75 % da capacidade de seu congelador. Nunca "lote" completamente, porque assim o ar não terá espaço para circular.
- Nunca deixe de colocar data no alimento, deixando os mais antigos à frente, para serem utilizados primeiro.

- Se a energia faltar, evite abrir o congelador.
- Os alimentos devem ser bem embrulhados, para que não haja desidratação ou queimaduras provocadas pelo gelo. Em seguida, coloque-os em sacos de plástico, feche-os bem e congele
- Use sacos plásticos para carnes, frutas e legumes. Para congelar líquidos em sacos, coloque o saco num recipiente de plástico rígido antes de enchê-lo. Uma vez cheio, leve-o aberto ao congelador. Depois que o líquido estiver congelado, tire o saco do recipiente, feche-o, etiquete-o e leve-o de novo ao congelador
- Tenha sempre à mão papel filme. Ele será muito útil para embrulhar carnes, peixes, aves e legumes.
- Os recipientes descartáveis de papel de alumínio são ideais para acondicionar assados e ensopados.
- Anote sempre o nome do alimento, peso, data, quantidade de porções e as instruções para o reaquecimento. Use nesta operação lápis de cera, para que a escrita não desbote.
- Um código de cores pode ser uma maneira eficaz de diferenciar os alimentos. Você poderá usar um código de cores para diferenciar os alimentos. Existem diversas cores de recipientes de plástico rígido, indicados para o congelamento. Atribua uma cor para cada tipo de alimento.
- Lave as hortaliças cuidadosamente em água corrente fria e deixe de molho por 30 minutos com duas gotas de cloro para cada litro de água, e mexa bem para perderem a terra, se ainda a tiverem. Retire-os do recipiente, sem despejar a água, de modo a que a terra e outras impurezas neles

contidos fiquem retidas no fundo. Este procedimento irá deixar o seu alimento limpo. O alimento deverá ser cozido no vapor. Caso não possua um equipamento próprio, use uma peneira de alumínio ou o micro-ondas. O tempo varia de acordo com a hortaliça. Depois coloque numa vasilha com água gelada. Esse procedimento interromperá o processo de cozimento. Escorra bem e embale (não se esqueça de tirar o ar) e leve ao congelador imediatamente.

NUNCA DEVE CONGELAR:

- Verduras de folha, como por exemplo, alface, agrião e espinafres.
- Pepino, rabanete e tomate cru não devem ser congelados, assim como qualquer legume que se pretenda consumir em saladas.
- Batata crua ou cozida, gemas cruas ou claras cozidas.
- Aves recheadas.
- Maionese, pudins ou cremes que tenham levado na sua preparação leite e ovos.

DESCONGELAMENTO

Os produtos congelados, quando são submetidos ao congelamento com as qualidades inalteradas, não perdem as propriedades originais. Para que mantenham suas propriedades, o descongelamento deve ser feito da maneira correta.

- Nunca descongele junto alimentos que soltam cheiro ou sabor.

- Proteja sempre o alimento com papel-filme.
- Nos produtos que soltam água ao serem descongelados, coloque-os em uma forma para que a água escorra separada do alimento que está descongelando.
- Descongelar os produtos sempre em temperatura de refrigeração (1 a 5 graus).
- Colocar o produto para descongelar mais ou menos 24 horas antes de ser consumido, porque é o tempo mínimo que este tipo de descongelamento demora.

Iogurte / Leite

O iogurte e o leite fermentado não devem ser congelados, pois os elementos que os compõem tendem a se separar. Compre somente a quantidade suficiente para ser consumida dentro do prazo de validade indicado na embalagem.

Batatas

Congelar batatas cozidas não é uma boa opção. A batata tende a absorver muita água e esfarela quando descongelada. Mas na forma de purê não haverá problema.

AS GORDURAS
Podem levar ao fracasso

ALIMENTOS QUE SACIAM	E...
SALADAS E LÍQUIDOS	NÃO ENGORDAM
CARBOIDRATOS (massas e doces) E CARNES	ENGORDAM MENOS
GORDURAS	**ENGORDAM MAIS**

Esse é o capítulo universal do livro, isto é, o que se aplica a tudo: *abaixo as gorduras!*

Desde o início – você deve ter percebido –, o objetivo foi eliminar a gordura dos alimentos e diminuir a ingestão dos carboidratos (massa e doces).

As gorduras são de fato as ingestas mais calóricas que existem. Não há nada que engorde mais do que gordura. Veja, agora com outros olhos, como há alimentos gordurosos!

> As gorduras têm 900 calorias em apenas 100 gramas.

GORDURA DE ORIGEM VEGETAL: presente em óleo de milho, soja, girassol, amendoim, dendê, canola, linhaça, oliva; gordura de coco; gordura hidrogenada; margarina; manteiga vegetal; maionese; amendoim; abacate; coco ralado; nozes; castanha-de-caju; chocolate; castanha-do-pará.

GORDURA DE ORIGEM ANIMAL: presente em *gema de ovo*; *leite não desnatado* e *derivados* (queijo não desnatado branco ou amarelo, manteiga de leite, requeijão, creme de leite, iogurte).

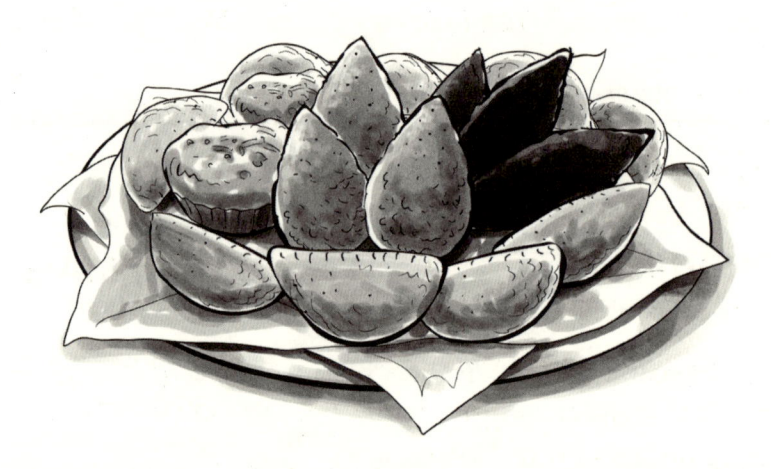

Gordura Invisível

Existe a chamada "gordura invisível", aquela que se esconde nos alimentos e não é percebida, sendo uma das grandes causas do fracasso no combate à obesidade. Oculta, torna os alimentos muito calóricos.

Nas empadinhas, massas folheadas, biscoitos de polvilho, e outros alimentos que possuem bastante gordura em sua composição, ela é imperceptível, mas engorda.

Gordura invisível é, também, aquela que, quem cozinha, põe na comida e diz que não pôs. Nunca faça isso. Muitas pessoas ainda acham que não conseguirão cozinhar sem óleo e banha, ou que a comida não ficará saborosa sem eles, e continuam a usá-los, embora menos que antes, mas atrapalhando ou impedindo o controle do peso. Não faça como essas pessoas e você será um exemplo na cozinha.

Quem precisa emagrecer, ou quem não pode ou não quer engordar, sabe que está proibido de comer tudo que tem gordura de qualquer tipo. Todos nós vivemos numa prisão de difícil saída e repleta de armadilhas, pois estamos geralmente cercados de alimentos ricamente gordurosos. Você que cozinha tem as chaves da cela.

Vi uma receita para 50 empadinhas, que leva, para um quilo de trigo, meio quilo de gordura, geralmente banha, equivalentes a 4.500 calorias, ou seja, 90 kcal cada uma – só de gordura.

Quem comer 3 dessas empadinhas terá que andar 3 horas a pé para queimá-las!

Quatro quilos de polvilho recebem 60 ovos e dois litros de óleo para se obter o biscoito "sequinho". São 435 calorias em 100g de biscoito de polvilho.

Já a massa folheada dos salgadinhos assados, para duas xícaras e meia de farinha de trigo, usa-se mais de 300g de manteiga, ou seja, mais de 2.300 calorias. Não é possível controlar o peso desse modo.

Mesmo procedendo corretamente, tenha certeza de que não livrará totalmente seus pratos das gorduras. Se o seu empenho for insuficiente, o risco de fracasso se multiplicará. Pense nisso, pratique, e vença. Será fácil cozinhar sem gorduras.

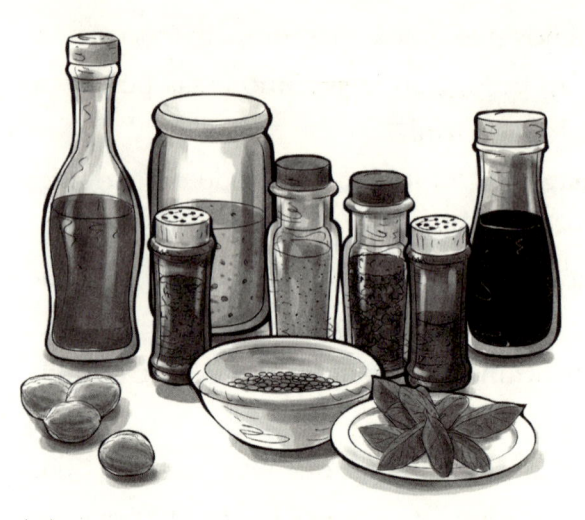

Temperos à vontade

Sal, limão, vinagre, cebola, alho, salsinha, cebolinha, Ajinomoto, alcaparra, aipo ou salsão, açafrão, alcaparra, alecrim, alga marinha, alho-poró, anis, bicarbonato de sódio, cardamomo, cerefólio, colorau, coentro, cominho, condimento de mostarda, cravo-da-índia, curry, endro, erva-doce, estragão, gengibre, hortelã, louro, manjericão ou basilicão, manjerona, molho de soja (shoyu) claro ou escuro, molho de tomate, molho inglês, noz-moscada, orégano, páprica doce, páprica picante, picles, pimentas, pimentão, raiz forte, salsa, salsão ou aipo, sálvia, segurelha, tomilho, zimbro.

SÓ NÃO USE ÓLEOS E GORDURAS ANIMAIS.

PARTE III

Invista nas sopas!

**Desvende outros segredos escondidos
nos alimentos e nas embalagens**

AS SOPAS
BOM PESO E SAÚDE

Os caldos são muitos variados, e há que se ter uma noção básica deles, a fim de se usar alguns segredinhos que podem diminuir substancialmente as calorias da refeição.

Consomê é um caldo, geralmente de carne ou galinha, perfumado e saboroso, que pode ser servido em taças com duas asas ou em pratos apropriados, alguns com tampas. Constitui-se num modo elegante e pouco calórico de começar qualquer refeição – melhor até que a sopa.

Algumas gotas de xerez conferem ao consomê, já colorido e saboroso, um aroma especial. Prepare-o sempre guarnecido com pequenas tiras, levemente cozidas, de beterraba, ou cenoura, ou palmito em conservas, ou pimentão verde, ou salsão. Sendo impossível evitar os pedacinhos ou as rodelinhas de pão, fresco ou torrado, então que não sejam gratinados com manteiga e queijo. Sirva-se de pão e torradas sem qualquer guarnição calórica. Nunca mergulhe pedacinhos de queijo nos consomês, pois eles possuem gordura.

Os caldos consomês, como são uma introdução à refeição, podem ser também servidos como uma refeição leve. Já a sopa pode substituir uma refeição com tranquilidade.

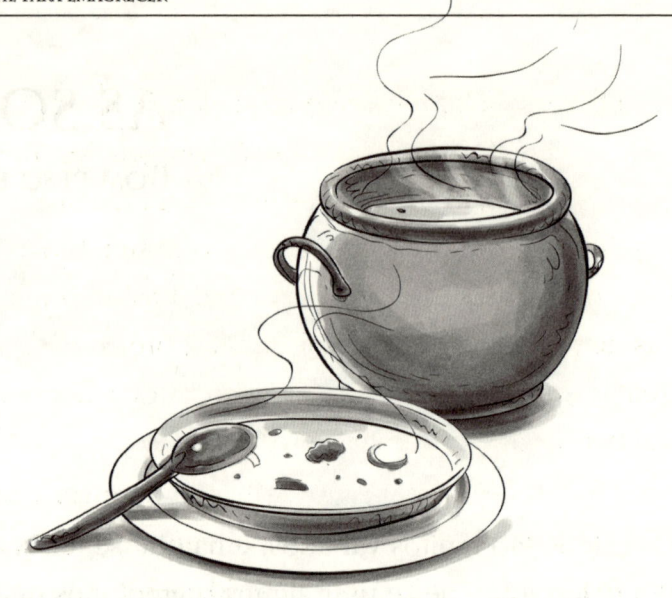

Sopas para emagrecer ou manter o peso

Quando se pretende ingerir poucas calorias, a fim de emagrecer ou manter o peso, as sopas, ricas em vitaminas, sais minerais e fibras vegetais, são uma boa e saudável opção. Elas devem ser desprovidas de carboidratos, ou com o mínimo possível deles, a fim de serem menos calóricas.

Entretanto, fazer refeições à base de sopas esbarra em algumas dificuldades. Uma delas é o inconveniente de se ter que preparar sopas todos os dias. Daí, a tendência de se fazer um caldeirão daquele tamanho, para ir tomando diariamente. Com essa conduta surge outro fator desagradável: o da sopa enjoar; todos os dias a mesma sopa, o mesmo sabor, a mesma cor, o mesmo aroma, a mesma consistência, até acabar o caldeirão. Chega um dia em que só pensar na sopa dá enjoo.

A solução é congelar a sopa. Ou melhor, ter ingredientes congelados para sopa: vegetais sem tempero, ou apenas tomate, alho e cebola, e levemente salgados, nas forminhas de gelo ou em pequenos potes. Eles são congelados, previamente cozidos em água ou vapor, alguns separadamente, outros juntos, formando um sopão – couve, cenoura, brócolis e suas folhas, couve-flor e suas folhas, vagem, brotos, flores e folhas tenras de pé de abóbora (cambuquira), brotos de chuchuzeiro, folhas de beterraba, nabo, repolho, taioba, abobrinha com casca, berinjela; e o que mais for do gosto.

Quase todos os vegetais de folhas podem ser congelados depois de submetidos ao branqueamento: ferva o vegetal por alguns minutos; a seguir, resfrie-o rapidamente com água gelada ou pedras de gelo, escorra toda a água e leve ao congelador. Sugiro colocar nas forminhas de gelo ou em pequenos potes com tampa, formando porções individuais.

Para saciar a fome por muitas horas, as sopas precisam de proteínas, que têm digestão mais demorada e faz com que a fome demore a vir. Falta proteína na sopa sugerida. Da mesma forma que os vegetais, congele também carnes bovinas magras e de peito de frango assadas, cozidas ou ensopadas, feitas em pedacinhos. Os pedacinhos espalhados num saco plástico antes de congelar, ficam soltinhos, sem formar um bloco de carnes grudadas. A carne de soja, à venda nos supermercados, também pode ser utilizada para sopas.

Quando cozinhar milho verde, leve a água usada na panela para as forminhas do congelador e terá um saboroso líquido para o caldo da sopa.

E por falar em saboroso, depois de adicionar água para acertar o ponto do caldo, acrescente cada vez um tempero ou alguns temperos diferentes. Sugestões: folhinhas de alecrim (colocadas no prato fervente), sementes de endro (ele lembra a erva-doce), gengibre ralado ou picado, gotinhas de pimenta a gosto, meia colher de vinagre ou uma de vinho tinto seco, caldo de carne, de galinha, de peixe (pode acrescentar atum sem óleo) e de legumes. Existem caldos sem gordura à venda em supermercados.

Com todos esses ingredientes é possível você montar em poucos minutos uma sopa que nunca terá o mesmo sabor da anterior, e que atenda aos objetivos de cada um. É só colocar no micro-ondas ou fogão e pronto. Ou pode levar tudo congelado num recipiente para o trabalho, onde será aquecido na hora da refeição.

E para quem quer mais saúde, a sopa recebe bem leite de soja em pó e chás verde e preto (pode ser mergulhando o sachê no prato de sopa), que são produtos funcionais. Meu livro *Alimentação funcional* está recheado dessas informações, que podem ser a semente para outras criações saudáveis e saborosas.

> **VOCÊ SABIA?** Pesquisadores descobriram que pessoas que tomam cinco xícaras de chá verde por dia melhoram seus níveis de colesterol.

> Todo alimento, incluindo a sopa, deve ser magro. Tem que ser honesto e nada esconder; tem que ter um objetivo além do de saciar a fome e ser eficiente naquilo a que se propõe, em prol da saúde.

Já que as sopas são uma ótima pedida para emagrecer, aqui vão algumas sugestões:

SOPA DE PIMENTÃO E TOMATE

Ingredientes:
- 1 xícara de CEBOLA picada
- 2 dentes de ALHO amassados
- 2 PIMENTÕES VERMELHOS picados
- 1 lata média de TOMATE sem pele e sem semente (400g), reservando o líquido
- 1 BATATA média picada
- 2 xícaras de CALDO DE GALINHA sem gordura
- 2 xícaras de ÁGUA
- 1 colher de sopa de CEBOLINHA picada

Modo de preparo:
Numa panela bem quente, coloque a cebola e o alho e deixe dourar. Adicione o pimentão e cozinhe por 3 minutos ou até amaciar. Acrescente o tomate com o líquido, a batata, o caldo de galinha e a água e deixe esfriar. No liquidificador, bata a sopa de pimentão até ficar homogênea. Coloque novamente na panela e esquente bem. Antes de servir, salpique cebolinha.

CALDO DE GALINHA BÁSICO

Ingredientes:
- 1 PEITO DE FRANGO sem pele e sem gordura visível
- 2 litros de ÁGUA
- 1 CENOURA grande picada
- 1 CEBOLA média picada
- 1 folha de LOURO
- 1 colher de chá de MANJERICÃO amassado
- SAL e PIMENTA-DO-REINO a gosto

Modo de preparo:

Numa panela, junte todos os ingredientes e deixe levantar fervura. Abaixe o fogo e cozinhe até o frango ficar pronto. Retire do fogo e deixe esfriar. Com uma colher, retire o excesso de gordura depositado em cima da água. Retire a folha de louro e desfie o frango.

SOPA DE PEIXE

Ingredientes:

1 kg de **PEIXE** (com cabeça e apara)

1,5 litro de **ÁGUA**

1 xícara de **CEBOLA** picada

2 dentes de **ALHO** picados

1 **ALHO-PORÓ** picado

1 lata média de **TOMATE** sem pele e sem semente (400g), reservando o líquido

1 folha de **LOURO**

1 pitada de **TOMILHO**

1 pitada de **SALSA**

1 colher de chá de **RASPA DE LARANJA**

4 **BATATAS** médias em rodelas grossas

SAL e **PIMENTA-DO-REINO** a gosto

Modo de preparo:

Numa panela grande, ferva a cabeça e a apara do peixe na água. Coe e reserve o líquido. Numa panela grande, doure a cebola, o alho e o alho-poró. Adicione o tomate com o líquido e cozinhe em fogo baixo por 10 minutos. Acrescente o líquido do cozimento da cabeça, os temperos, a batata e os filés de peixe. Cozinhe por 15 a 20 minutos, ou até a batata amaciar.

RECEITAS DE PASTAS DIETS

As receitas abaixo podem ser usadas para substituir manteiga, requeijão, presunto, queijos, e outros produtos gordurosos, geralmente usados no pão, torradas e biscoitos.

MAIONESE MAGRA

Ingredientes:
- 1 copo de LEITE DESNATADO
- 1 colher (sopa) de AMIDO DE MILHO

Modo de preparo:

Faça um mingau e deixe esfriar. Coloque na geladeira por algumas horas. Bata o mingau no liquidificador com 2 colheres (sopa) de mostarda, 2 colheres (sopa) de suco de limão, 1 colher (café) de sal e, no máximo, 1 xícara (café) de azeite. Adicione alho, se desejar.

MAIONESE DE TOFU

Ingredientes:
- 220g de TOFU (queijo de soja)
- 1 colher de chá de CONDIMENTO DE MOSTARDA
- 2 colheres de SUCO DE LIMÃO
- 1 a 2 colheres de ÁGUA
- SAL e PIMENTA-DO-REINO a gosto

Modo de preparo:

Bata tudo no liquidificador.

PATÊ DE FRANGO

Ingredientes:

1 PEITO DE FRANGO sem pele e sem gordura, cozido com água, sal e tempero.
1 CEBOLA
TEMPEROS variados.

Modo de preparo:

Bata tudo no liquidificador e volte ao fogo para apurar até atingir o ponto de pasta.

PATÊ DE BERINJELA

Ingredientes:

1 a 2 BERINJELAS descascadas antes de serem picadas, cozidas com sal, cebola, e alho a gosto.

Modo de preparo:

Bater no liquidificador e voltar ao fogo para apurar ao ponto de pasta.

Use sua criatividade, acrescentando atum sem óleo, fígado de frango preparado em pasta, espinafre, alcachofra, abobrinha cozida, cogumelos, pepinos em conserva picadinhos, cenoura ralada, etc., e temperos variados.

SUGESTÕES DE PRATOS CONGELADOS

BIFE SEM ÓLEO: Como já havia dito, na frigideira sem óleo, algumas carnes soltam água. Deixe-as secarem sem tampa. Nunca coloque água ou molhos (tomate, *shoyu*, limão, cebola, etc.) na frigideira, antes de o bife estar grelhado, ou você comerá bife cozido. A frigideira precisa estar muito quente para grelhar o bife.

CHURRASCO DE PEITO DE FRANGO: Quando for fazer um churrasco, deve-se temperar com antecedência, a gosto, uma boa quantidade de peitos sem pele e sem qualquer gordura, deixando-os bem suculentos. Com o osso fica muito bom. Eles deverão ser assados no forno de micro-ondas no ponto ou quase no ponto de serem consumidos. Em recipiente preferentemente de vidro resistente ao calor ou cerâmica, coloque as peças lado a lado. Não precisa cobrir. Selecione potência máxima do micro-ondas e programe o tempo para vinte minutos. Teste o cozimento com uma faca e prolongue o tempo se precisar. Durante o churrasco, serão levados à grelha, adquirindo sabor, aroma e aspecto de churrasco, sem estarem demasiadamente secos, como costumam ficar quando vão diretamente para a churrasqueira. Coma um, e congele o restante.

OUTROS CHURRASCOS MAGROS: Fatiados ou não: patinho, lagarto, alcatra, coxão mole, carne de jacaré.

LAGARTO ASSADO NO FORNO: Deve ser congelado em rodelas individuais, podendo ser servido em salada, fatiado, desfiado, quentes, etc.

BIFE ROLÊ: Deve ser feito sem recheio de bacon e linguiça calabresa, mas com pimentão, cenoura e cebola em tiras. Cozinhar em água temperada com tomate, cebola, alho, cheiro verde, sal e pimenta a gosto.

PEIXE ASSADO: Magro, em porções individuais.

PIMENTÃO RECHEADO: Com carne moída temperada e um pouco de arroz ou pão umedecido na água.

ARROZ E FEIJÃO: Com bastante caldo, cozidos, embalados juntos ou separados.

PÃO FRESCO: Descongelado em temperatura ambiente, ou no micro-ondas durante alguns segundos.

HORTALIÇAS CONGELADAS: Quase todas, após passar pelo branqueamento, que consiste na fervura do vegetal por alguns minutos, seguida de resfriamento rápido em água gelada ou água com gelo, devem ser colocadas no escorredor para sair bem a água. O branqueamento conserva a aparência e as características do vegetal. As hortaliças devem ser frescas, limpas, de bom aspecto e cortadas em pedaços que facilitem o embalamento. Podem ser usadas no preparo de saladas, sopas, refogados e suflês magros (farinha de trigo, clara de ovo em neve, e temperos). As seguintes hortaliças congeladas mantêm suas características por até oito meses: cenoura, abobrinha, vagem, ervilha, berinjela, pimentão verde e vermelho, couve-flor, brócolis, repolho, abobrinha, etc. A couve picada sem branqueamento conserva-se pouco mais de 30 dias. O pimentão também pode ser congelado cru. O espinafre exige aproximadamente dois minutos de panela de pressão. Pepino, tomate, nabo, rabanete e outras hortaliças com muita água não ficam boas após descongeladas. Entretanto, é possível congelar o tomate refogado, passado no liquidificador, coado e esfriado; usar forminhas de gelo, desenformar e guardar em sacos plásticos; ou usar copinhos individuais.

Quanto aos *congelados dietéticos* adquiridos prontos, é difícil confirmar a qualidade deles e de quem os preparou, o que põe em risco o sucesso do tratamento, como tenho tanto visto acontecer. A gordura invisível realmente é terrível. A conduta infalível é estar sempre atento para o que se come e se serve aos outros.

LAXANTES E RETENTORES DO INTESTINO

Alguns alimentos tendem a soltar o intestino, outros a prender. A pessoa deve procurar observar o efeito de cada alimento em si, pois a sensibilidade é diferente para cada um. Os que soltam e os que prendem o intestino costumam agir como na lista a seguir.

SOLTAM O INTESTINO

Laranja	Caju (suco)
Ameixa	Funcho
Uva	Chicória
Figo	Bertalha
Manga	Aveia
Mamão	Coco verde (água e polpa)
Nêspera	Tangerina
Pera	Fruta-pão

PRENDEM O INTESTINO

Maçã	Jamelão
Goiaba	Morango
Banana	Castanha-da-Europa
Romã	Arroz
Jabuticaba (com casca)	Batata
Caju (polpa)	Mandioca (farinha ou fécula)
Araçá	

APRENDA A LER AS EMBALAGENS DOS ALIMENTOS

Desconfie do *diet*, do *light* e do zero, e leia sempre o rótulo. Se você compra produtos para a cozinha ou para ser ingeridos na hora, o mínimo que deve fazer é verificar o valor energético em calorias ou quilocalorias (kcal). Pode ainda observar a quantidade de *proteínas, carboidratos* (ou glicídios), e *gordura* (ou lipídios) em gramas ou por porção.

Se encontrar a Ingestão Diária Recomendada (IDR), isso significa quanto o organismo precisa por dia da substância citada para ter saúde. Nada tem a ver com calorias.

Havendo qualquer referência a gorduras ou ácidos graxos, deve constar a quantidade de monoinsaturados, poli-insaturados, saturados e das prejudiciais gorduras *trans*.

Leia o que desejar na embalagem, mas nunca deixe de procurar onde está escrito "valor energético" ou "calorias", e encontrará as calorias existentes do produto. Mas cuidado para não confundir a quantidade de calorias em 100g com a de cada porção, que vem escrita nos rótulos. Se houver 50 kcal em 100g de um pacote de 500g, o pacote todo terá 2.500 kcal. E, ainda, muitos produtos são acrescentados a outros durante o preparo, como leite e sucos; desta forma as calorias devem ser somadas.

Por que essas informações são escritas com letras tão pequenas? Costumo levar uma lupa quando vou ao supermercado. Foi assim que descobri chocolates dietéticos mais calóricos que os não dietéticos: sem açúcar, mas com gordura superior à do outro. Faça o mesmo.

Habitue-se a ler o que come ou serve aos outros. O bom cozinheiro prepara pratos com bons temperos não calóricos, com proteínas sem gordura animal, sem carboidratos indesejáveis, com teor calórico adequado.

A DIFERENÇA ENTRE DIET, LIGHT E ZERO

Produtos dietéticos são, pela legislação, formulados para atender a necessidades específicas da saúde. Podem ser sem sal, sem açúcar, sem colesterol, sem proteínas, sem lactose, etc. Ou com vitaminas, com sais minerais, com cálcio, com fibras, etc. Todos são dietéticos. Então, ser *diet*, não significa, necessariamente, ser bom para combater obesidade, e pode levar a erros na alimentação. A palavra *dietético* ou *diet* vem sendo usada popularmente para produtos com poucas calorias.

DIET: no caso de refrigerantes eles seriam sem açúcar, adoçado com adoçante não calórico.

LIGHT: com redução de pelo menos 25% de algum nutriente. No caso de refrigerantes, também sem açúcar.

ZERO: foi o último nome que apareceu, e nos refrigerantes vem indicando que o produto não tem açúcar.

Proponho que *light* seja sinônimo de *diet* e *zero*. Refrigerantes podem ser do tipo *diet* ou *light* ou zero que serão a mesma coisa Existem queijos *diet* e *light* indicando pouca gordura ou ausência dela. O que importa é verificar nas embalagens o teor de açúcar e gordura em cada produto.

Doces *diets* de frutas são feitos sem colocar açúcar, mas possuem todo o açúcar da fruta original, às vezes até concentrado, como no de banana e na uva-passa.

A GELADEIRA MAGRA

Sem dúvida, não só a geladeira, mas toda a cozinha tem que ser magra. Uma circunstância importante, por ser rotineira, que costuma arruinar os regimes de emagrecimento, é se ter às mãos alimentos engordativos, que agirão como verdadeiras tentações nos intervalos entre as refeições, quer seja em casa, quer seja no trabalho. O quadro se agrava mais quando não existem opções, e a pessoa acaba comendo o que não deve.

Portanto, evite comprar, ou faça com que não tragam para casa, principalmente na fase de emagrecimento:

- Carnes gordas *in natura* ou alteradas, como costelinha de porco defumada.
- Embutidos: presunto, mortadela, linguiça, calabresa, paio.
- Queijos tradicionais: escolha os magros para os lanches.
- Bacon, toucinho, banha para torresmo.
- Maionese, margarinas, manteiga.
- Creme de leite, creme *chantilly* e leite condensado.
- Leite de coco.

- Sorvetes, chocolates, doces e outros açucarados, principalmente os engordurados (bolos incrementados, pavês, etc.).

- Abacate e as frutas que pedem leite condensado, cremes de leite e de *chantilly*, como o morango e o pêssego em caldas.

- Congelados empanados em farinha de trigo e ovo, para fritar (*stiks* e *nuggets* de carne e peixe, salgados, queijos, petiscos, etc.).

- Temperos prontos com bacon, com maionese, e à base de óleo.

DICA: 'Sticks' e 'nuggets' de carne bovina, de ave ou de peixe, podem ser assados com bom resultado em vez de fritos.

Leia, a seguir, como se comportar nas compras em supermercados.

COMPRAS NO MERCADO

Lista de compras prévia – elabore em casa uma lista precisa do que necessita de fato, excluindo o que realmente não é importante ou represente ameaça.

PRODUTOS QUE FAMILIARES USAM: dê preferência aos recomendados para quem luta contra o excesso de peso. Os familiares poderão, sem maiores problemas, ficar temporariamente sem quase tudo aquilo de que gostam. Sentir peninha dos outros costuma esconder um pretexto inconsciente de sair da linha. Exerça o direito de decidir-se por coisas vantajosas a seu propósito, que será sem prejuízo efetivo aos outros. Observe friamente como é verdadeiro esse aspecto. E saia de casa determinado a resistir aos impulsos que surgirão ao ver produtos alimentícios não programados

CRIANÇA FICA EM CASA: negar guloseimas às crianças ou devolvê-las do carrinho para as gôndolas, consiste em batalhas penosas e irritantes. Geralmente as crianças vencem, e você estará levando para casa objetos de tentação.

COMPRAS APÓS DESAVENÇAS: não é um bom momento para as compras, logo após a quebra passageira de boas relações com alguém que nos é caro, por alguma desavença, dando como resultado, tanto sentimento de vítima, como de réu;

não é um bom momento para tomar decisões e resistir a impulsos indesejáveis, atitudes necessárias durante as compras. Deixe a tarefa para quando as rusgas desaparecerem.

COMPRAS COM FOME: recorde-se das sensações diferentes que provoca o cheiro de um carrinho de lanches na rua, com o estômago vazio e cheio.

ADOÇANTES

Quando falamos em adoçantes artificiais, estamos nos referindo aos adoçantes não calóricos ou edulcorantes não calóricos. Para facilitar, podemos continuar falando em adoçantes (para os que são sem calorias), e em açúcar (para o açúcar comum de cozinha).

Os adoçantes em gotas são mais ajustáveis ao gosto. Quem quer põe uma; quem quer põe dez gotas. Comprimidos e saquinhos em pó dão passos maiores, mas são mais fáceis de transportar na bolsa, no bolso, na maleta, etc.

Os adoçantes têm poder de adoçar dezenas e até centenas de vezes mais que o açúcar. Por isso, cada dose pesa centésimos de grama, o que seria uma dificuldade para embalamento e uso. Assim, são diluídos em um líquido ou em um pó. O pó usado é açúcar. Um saquinho de pó tem quase 1g (quase 100% do saquinho) de açúcar, e uma migalha do potente adoçante.

Existem produtos em que o açúcar comum (da cana) vem reforçado com mistura de adoçante em dose mínima, fazendo com que ele adoce várias vezes mais do que adoçaria o açúcar puro, sendo considerado açúcar *light* ou *diet*.

Existem no mercado diferentes tipos de adoçante, e é bom que você conheça cada um deles antes de decidir qual vai usar.

ASPARTAME: adoçante artificial; o cozimento prolongado tira sua doçura. É 200 vezes mais doce que o açúcar. Dose diária limite: 40mg por quilo de peso corporal por dia (40 mg/kg/dia), equivalentes a 73 envelopes.

SACARINA SÓDICA: é artificial e em dose alta deixa sabor amargo. Adoça 300 vezes mais que o açúcar. Estável a temperaturas elevadas. Pode ser inconveniente aos hipertensos por aumentar o consumo de sódio.

CICLAMATO: de sódio e cálcio, artificial, é 30 vezes mais doce que o açúcar. Em dose alta tem sabor amargo. O de sódio pode ser inconveniente para quem tem pressão alta. Até 4 mg/kg/dia. Não há provas de que cause câncer.

STEVIOSIDEO: extraído da planta *Stevia rebaudiana*. Adoça 300 vezes mais que o açúcar, deixando um sabor doce retardado. Resiste bem a temperaturas elevadas. Dose diária até 5,5mg/kg/dia.

ACESULFAME-K: sintético, é o mais resistente ao calor. Adoça 200 vezes mais que o açúcar. Em altas doses deixa resíduo de sabor amargo. Dose diária até 9mg/kg/dia.

SUCRALOSE: sintético, adoça 600 vezes mais que o açúcar. Estável em altas temperaturas. Ingestão diária até 15mg/kg/dia.

SORBITOL: produto natural, de algumas frutas e algas marinhas, adoça apenas 0,5 a 0,7 vezes mais que o açúcar; calórico, tem 2 kcal/g, não deve ser usado por quem deseja emagrecer. Está presente em muitas balas, sorvetes e doces cremosos. É usado como catártico, já vimos, em dose elevadas, acima de 30 a 70g por dia.

XILITOL: tem 2 kcal/g.

FRUTOSE: nos produtos *diet*, é açúcar com calorias iguais às do açúcar comum. Diferença: 1,5g adoça como 2g do comum; você usaria um pouco menos de frutose.

MALTODEXTRINA: é açúcar tirado do milho, com 4 kcal/g, usado como diluente dos adoçantes artificiais, é 50% mais doce que o açúcar comum.

DEXTROSE: é outro açúcar tirado do milho, com 4 kcal/g.

SORVETES

É uma arte saber escolher o melhor sorvete, investigando com astúcia o que o fabricante colocou nele, e como consumi-lo, fugindo das traiçoeiras armadilhas existentes, num comportamento útil para quem não quer engordar.

As calorias dos sorvetes se devem basicamente às gorduras (9 kcal/100g) e aos carboidratos ou glicídios (4 kcal/100g).

A regra número um consiste, portanto, em dar prioridade aos sorvetes sem gordura. Os sorvetes serão tão menos calóricos quanto menos gorduras contiverem. Os mais desengordurados, quase que invariavelmente, são feitos de frutas, com predominância de carboidratos ou glicídios.

Para não ter que se preocupar, o ideal é servir um picolé de fruta. Quase todos pesam menos de 100 gramas. Existem sorvetes de palito deliciosos.

Se for às compras que incluem sorvetes, leve uma caixa de isopor ou bolsa isotérmica, inclusive com gelo dentro, envolvido por saco plástico bem fechado para transportar os sorvetes de palito e deixe-a no automóvel ou guarda-volumes do mercado. Você verá como seus picolés chegarão durinhos em casa. E deixe essa compra por último

A maioria dos bons sorvetes fornece sempre a Rotulagem Nutricional. Evite sorvetes sem informações calóricas.

COMO CALCULAR O PESO IDEAL DE UMA PESSOA

O valor do IMC (Índice de Massa Corporal) de um homem ou mulher é calculado dividindo o peso (em quilos, nunca em gramas), pelo quadrado da altura (em metros, nunca em centímetros): peso (kg) / alt² (m), ou

$$IMC = \frac{peso}{alt^2}$$

Suponha uma pessoa tem 70kg e 1,60m de altura.

Calcula-se o quadrado da altura:

1,60 x 1,60 (ou 1,60²) = 2,56

O IMC dessa pessoa será 70/2,56 = 27. Essa pessoa corresponde a um "pré-obeso", pois 27 está entre 25 e 29.

Veja as interpretações abaixo.

Interpretação do IMC para ambos os sexos
segundo a Organização Mundial de Saúde

peso baixo	IMC até 18
peso ideal	IMC de 18,5 a 24
pré-obeso	IMC de 25 a 29
obesidade	
classe I	IMC de 30 a 34
classe II	IMC de 35 a 39
classe III	IMC acima de 40 (obesidade mórbida)

DICAS ÚTEIS

- Carnes magras em cubinhos, temperadas, cozidas previamente e servidas com as sopas, dão um sabor especial a elas e oferece o prazer da mastigação.
- *Diet* e *light* podem significar a mesma coisa.
- Refrigerante dietético não atrasa crescimento de criança.
- Ingerindo mais um copo da bebida é possível aplacar o apetite e encerrar a refeição antecipadamente.
- Gás de refrigerante e de água com gás não engordam. Gás não se transforma em gordura.
- Nos sucos e refrigerantes *diets* ou não, ponha bastante gelo, que dilui as calorias, conforme ele derrete.
- Não existe chá emagrecedor.
- Café solúvel é como café em pó; deve ser preparado com água antes de receber o leite. Assim, bebe-se menos leite.
- No café com leite, o café coado, se for mais fraco é melhor, pois assim você precisará colocar menos leite. Menos leite, menos calorias. O adoçante poderá ajudar no sabor.
- Suco natural possui todo o açúcar das frutas utilizadas para fazê-lo

- Suco de limão ou laranja em contato com o meio ambiente faz com que, rapidamente, se perca principalmente a vitamina C; por isso esses sucos devem ser consumidos imediatamente.
- Torrada é mais calórica que pão; é sem água; o pão não é.
- Pão *diet* sempre é feito de farinha.
- Casca de pão engorda mais que miolo, cheio de ar. Melhor meio pão com miolo que um pão inteiro sem miolo.
- Você pode adicionar um pouco de água aos leites fermentados (tipo iogurte), ou submetê-los ao liquidificador com gelo, diluindo, assim, suas calorias.
- Também para melhorar o sabor, acrescentar mais adoçante ou um pouquinho de refresco *diet* em pó, com o sabor que gostar.
- Leite desnatado tem metade das calorias do leite integral.
- Os queijos, não importando se são brancos ou amarelos, possuem gordura, a menos que sejam queijos sem gordura. O tipo prato, por exemplo, é amarelo devido à adição de corante.
- Para saber se o queijo é magro ou não, leve-o ao forno. Queijo magro não solta gordura nem derrete.
- O queijo tipo *cottage* cremoso é uma ótima opção para substituir manteiga, margarina, maionese e requeijão nos pães e torradas.

TABELA DE VALORES CALÓRICOS DOS ALIMENTOS

Os números referem-se às quantidades de calorias por 100 gramas do produto ou pela quantidade especificada.

abacate	204
abacaxi	29
abóbora	40
abóbora moranga	18,8
abóbora, sementes	573,4
abobrinha com casca	27,8
abobrinha sem casca	29
acelga	28,6
açúcar	400
agrião	23
água tônica *diet*	6
aguardente	231
alcachofra inteira	79
alcachofra, o coração	16,7
alcaparra	35,2
alface	16
alface, cabeça	102
alface, folhas verdes	15,8
alfafa	38
alho-poró	43,2

almeirão	20
ameixa vermelha	51
amêndoas	640
amendoim torrado	580 - 595
amido de milho	345
arraia crua	90
arroz cozido	40
arroz cozido simples	160 - 170
arroz cru	350
atum	145
azedinha horta	27,7
azeite de oliva	900
azeite de dendê	880
azeitonas (parte comestível)	300
bacalhau cru	73 - 75
bacalhau salgado	170
bacalhau salgado, prensado e seco	350
bacalhau sem espinhas	95
bacon	450 - 560
bacon defumado	569
badejo cozido	130
badejo cru	96
banana à milanesa	300
banana-maçã	100
banana-nanica	87
banha de porco	900
barriga de porco	340
batata inglesa desidratada	330
batatas cozidas	85
batatas fritas	270
batidas	252
berinjela	19

beterraba cozida	44,1
beterraba crua	48,9
Big Mac (unidade)	560
biscoito de polvilho	435
bistequinha	340
bolacha de maisena	216
bolacha de maisena doce (unidade)	20
bolacha de água e sal quadrada (unidade)	22
bolacha tipo Maria, doce redonda (unidade)	23
bolacha tipo Maria da Parmalat	216
brócolis – flores	37
brócolis – folhas	29,4
broto de abóbora	26
broto de bambu	28
broto de chuchu	28
cação cru	100
café	5
café tipo cappuccino (em 2 col. chá, 10g do pó)	cerca de 41
café tipo cappuccino *diet* ou *light* (em 2 col. chá, 10g do pó)	cerca de 35
camarão cozido	80
camarão cru	100
camarão seco	230
caqui	50
caranguejo fresco	80
carboidratos – amidos e os açúcares	400
carne bovina crua, média	110 -140
carne de boi crua moída magra	110 - 130
carne de boi cozida	207
carne de cordeiro magra	163
carne de frango crua	106
carne de franga crua	112 - 115
carne de galinha crua magra	150

carne de galinha crua	190
carne de galinha gorda	235
carne de marisco	50
carne de porco	200 - 280
carne de siri	100
carne de boi, filé cru	284
carne de boi, costela	380
carne de boi, costela cozida	302
carnes de porco salgada – pé, costelinha, lombo	300
carnes de porco salgada	480
carne-seca – charque ou jabá	290
carne-seca reidratada	110 - 140
carpa cozida	110
carpa crua	86
carpaccio – carne crua	110 - 140
castanha-de-caju	600
Catupiry	300
cebola crua	31,5
cebolinha – folhas	29,8
cenoura (cada uma de tamanho médio, 80g)	35
cenoura cozida	32,5
cenoura crua	50
cenoura – farinha	313,1
cenoura – folhas cozidas	32,5
centeio – farinha	350
cereais com aveia	até 400
cereais *lights*	até 400
cereais matinais com fibras e açúcar	260 - 310
cereais shakes *diets*	250
cerveja	42
chantilly	440
chás – qualquer um, de folhas	2

chicória, folhas cozidas	21
chouriço	530
chuchu verde	31
chucrute	20
clara de ovo	54
coalhada síria	110
coco maduro	313
coco ralado fresco	660 - 670
cogumelos em conserva	14
condimento amarelo de mostarda	78
Corn Flakes	375
corvina crua	100
costeleta de porco	350
couve chinesa	13,3
couve-flor cozida	13,3
couve gigante	20
couve manteiga	35,4
creme de leite magro	189
creme de leite gordo	380
dextrose – um dos açúcares do milho	400
dobradinha	100
enchova cozida	117
enchova crua	106
ervilha em conserva	59,2
ervilha seca	348
ervilha verde	91
ervilha verde cozida	70
escarola	21
espinafre	22
espinafre cozido	37,1
feijão-branco cozido	100
feijão-branco cru	340

feijão cozido	80 - 85
feijão cru	340
feijão verde	42
Fibramel – biscoitos com mel	39
Fibrax chocolate (unidade)	90
Fibrax levemente salgado	380
Fibrax natural – torradinhas	39
Fibrocrac *diet* – biscoitos de aveia	413,48
Fibrocrac *diet* – biscoitos de aveia (unidade)	31
Fibrocrac *diet* – biscoitos sem açúcar	364
Fibrocrac *diet* – biscoitos sem açúcar (unidade)	21
figo	69
filé de frango cru	190
folha de beterraba	38
folhas cruas de mostarda	32
folhas de abóbora	18,3
folhas de abóbora e pontas	34,5
folhas de acelga cruas	28,6
folhas de brócolis cozidas	37
frango	mais de 150
fruta-do-conde	96
frutose	400
garoupa cozida	116
garoupa crua	87
gemas de ovo	360
gergelim	600
gergelim – sementes	593
gérmen de trigo	366
gin 42,4% álcool (em 30 ml)	88,5
glúten – farinha	365
goiaba	76
gordura de porco	900

grão-de-bico cozido	115
grão-de-bico maduro – seco	345
grão-de-bico verde	100
iogurte desnatado	36
iogurtes	110
jabuticaba	51
jaca	61
jiló	38
jurubeba	41
kani (caranguejo)	80
ketchup	40
lactose	400
lagosta cozida	100
lagosta crua	85
laranja	47
laranja-lima da pérsia	32
leite	70
leite de coco	240
leite desnatado	35
lentilha crua seca	350
licores	342
limonada (água com 3 col. de sopa de suco de limão)	18
língua de porco crua	300
língua de porco defumada	380
linguado cru	87
linguiça calabresa	255
linguiça comum	350
linguiça defumada	348
lombo de porco	360 - 370
lombo de porco defumado	280
Loraga - pote *diet* (por colher de chá)	22
maçã	64

macarrão cabelo-de-anjo cru	350
macarrão cozido	100
macarrão cru	350
maionese	660
maionese *light*	330
maltodextrina – um dos açúcares do milho	400
mamão maduro	36
mandioca, farinha	330 - 340
mandioca cozida	119
mandioca frita	352
manga	65
manteiga com sal	760
manteiga *light*	360
manteiga sem sal	754
maracujá	89
margarina	720 - 730
margarina Becel pro-activ	360
margarina Doriana yofresh com iogurte desnatado	330
massas	400
maxixe	5,1
mel	310
melancia	24
melão	28
Metamucil – pote ou envelopes (cada col. chá ou envelope)	9
mexilhão, marisco e ostra	70 a 80
milho maduro ou seco	325
milho verde	112
milho, farinha	350
missô – pasta de feijão	200
molho béchamel (por colher de sopa)	65
molho de gergelim	600
molho de mostarda (por colher de sopa)	40

molho de pimenta	28
molho de tomate	40
molho inglês	90
molho shoyu	68
morango	40
mostarda – folha	28,7
músculo	200
nabo cozido	22
nabo cru	35
nabo – folhas cruas	32
namorado cozido	120
namorado cru	85
nêspera ou ameixa do Japão	49
nori (algas marinhas – média)	90
nozes	700
óleo de gergelim	900
óleo de milho	900
orelha de porco	300
ostra crua	80
ovas	73
ovo	150
ovo cozido	150 - 160
ovo estrelado	210
ovo mexido	150
paio (unidade)	330
palmito cru	26
palmito em conserva	18
pão comum	269
pão de centeio	247
pão de coco (fatia)	99
pão de forma sem casca (fatia)	62
pão de glúten	254

pão francês (unidade)	130 - 135
pão italiano	255
pão Juliana tradicional	62
pão Pullman glúten	59
pão Pullman tradicional	59
pão Seven Boys tradicional	68
pão Wick Bold integral	69
pão Wick Bold *light* forma	44
pão Wick Bold tradicional	58
patê de fígado	350
patê de peito de peru	207
patê de presunto	250
patê tipo calabrês	224
pé de porco	300
pé de porco (cada pé)	450
peixe (a maioria)	abaixo de 200
peixe-espada cru	116
peixe-espada grelhado	158
peixe posta pré-frita	370
pepino (um pequeno de 150g)	25
pepino cru com casca	14,7
pepino cru sem casca	3
pepino picado (por colher de sopa, 8g)	7 a 8
pera	62
pernil de porco dianteiro sem osso	340
pescadinha crua	97
pêssego	58
picles	20
pimentão cozido	31
pimentão verde cru	29
polenta (angu de farinha de milho)	120
polpa ou purê de tomate industrializados	38

polvo	50
ponta de agulha	380
presunto	348 - 360
proteína	400
queijo ricota	180
queijo branco de minas meia-cura	300
queijo cheddar nacional	423
queijo cottage - baixo teor de gordura	92 a 110
queijo cottage cremoso *light*	110
queijo de soja – tofu	200
queijo gorgonzola	400
queijo gruyère ralado	370
queijo magro Minas Frescal desnatado 0% de gordura	84
queijo média	300 - 400
queijo Minas frescal desnatado 0% de gordura	84
queijo Minas Frescal *light* – baixo teor de gordura	130 - 155
queijo Minas Frescal tradicional (queijo branco)	240
queijo mussarela	330
queijo parmesão	390
queijo prato	360
queijo provolone	300
queijo roquefort nacional	398
queijo suíço	405
queijos picados ou ralados	300 - 400
quiabo cru	38,6
rabanete	15,9
rabo de bovino	350
rabo de porco	300
refrigerante *diet* de guaraná	0.42
refrigerante *diet* de laranja, 10% de suco da fruta	0,42
refrigerantes *diets* artificiais tipo cola	0,3
refrescos *diet* em pó para diluir	0,5 - 3

repolho cozido	13
repolho cru	25
requeijão com peito de peru	180
requeijão comum	300 - 350
requeijão *light* ou *diet*	135
ricota	180
robalo cru	70 - 72
rosbife	160
run 42,5% álcool (cada 30 ml)	88,5
salada de polvo	50
salame	300
salmão americano cru	210
salmão americano defumado	205
salmão cru europeu	120
salmonete cru	110
salsa	43
sardinha crua	120 - 125
sardinha em conserva azeite	298
sardinha em conserva molho tomate	175
serralha	19
sidra doce (por taça de 240g)	100
sidra seca	40
sobrecoxa de frango	190
sorbitol	200
suco de abacaxi	mais de 50
suco de laranja sem açúcar	50
Sucrilhos	380
tainha cozida	205
tainha crua	175
taioba folhas	31
tamarindo	230
tomate maduro	20

torrada	312
torresmo	540
toucinho defumado	620
toucinho fresco	900
toucinho salgado	780
Trifibra Mix (cada envelope)	2,3
trigo para quibe	350
farinha	360
truta assada	190
truta crua	90
uísque	240
tutano	780
uva	75
uva-passa	313
vagem crua	42
vagem em conserva	18
vieiras	80
vinho branco de mesa	70
vinho de mesa rosé	73
vinho moscatel	137
vinho seco	130
vinho tinto de mesa	74
vinho, média	85
vodca 42,5% álcool (em 40 ml)	88,5
vôngoles	80
xilitol	200

*Alguns valores calóricos foram arredondados para mais ou para menos, para facilitar o raciocínio e a melhor compreensão do texto.

* Valores compilados de diferentes fontes de composição química dos alimentos:

A Composição Química dos Alimentos. Faculdade de Saúde Pública da Universidade de São Paulo. Departamento de Nutrição, 1971, 7 p.

Baixo Teor de Gordura e Colesterol. Scott Grundy. Rio de Janeiro, Marques-Saraiva, 1990, 332 p.

Classificação dos Alimentos em Relação ao Valor Calórico Total. Campinas, SP, Unicamp, 3 p.

GLOSSÁRIO

AÇÚCARES: os mais comuns são a glicose (do sangue ou glicemia, e de frutas) e a sacarose (o açúcar comum, da cana de açúcar).

ALBUMINA: proteína presente na clara do ovo.

ALIMENTO NUTRACÊUTICO: que tenha componente capaz de promover saúde e prevenir doenças, e que pode ser chamado também de alimento funcional.

ARTÉRIA: vaso sanguíneo que conduz sangue com muito oxigênio vindo oxigenado dos pulmões (sangue arterial) ao coração, para ser bombeado a todo o corpo.

CALORIAS: Quantidade de energia que um alimento pode fornecer. São medidas em quilocalorias, ou kcal. Costuma-se chamar as quilocalorias simplesmente de *calorias*. Nesse livro consideramos as calorias para cada 100 gramas do alimento que estiver sendo usado.

CULINÁRIA NUTRACÊUTICA: é como *eu chamo* a arte de cozinhar com alimentos nutracêuticos.

GUARNIÇÃO: na culinária é o conjunto de comidas leves (legumes, verduras, canapés, etc.) que servem de acompanhamento a um prato.

HORMÔNIOS: substâncias circulantes no organismo que levam mensagens, provocando ações das células e regulando processos de funcionamento do corpo.

IMC: abreviatura de Índice de Massa Corporal. número que indica se a pessoa está com o peso baixo, alto ou normal.

INGESTA: qualquer líquido ou alimento ingerido.

LAXANTE OU CATÁRTICO: remédio ou alimento que combate 'intestino preso' (o mesmo que 'intestino preguiçoso' ou 'prisão de ventre'); o contrário de retentor; ver 'retentor'.

ML: símbolo do volume de mililitro; 1.000ml correspondem a 1 litro.

MOLÉCULAS DE SACARÍDEO: substâncias químicas formadas principalmente por oxigênio, hidrogênio e carbono, com sabor doce; formam os açúcares se for uma ou duas moléculas, e as massas se forem uma grande quantidade de moléculas unidas.

PANCETA: parte da barriga do porco sem osso, com o couro, carne e gordura; pode ser assada na grelha, no forno e por outros processos em pratos variados.

PLENITUDE GÁSTRICA: sensação de estar com o estômago cheio.

POLVILHO: farinha obtida da mandioca; de acordo com o teor de acidez, será classificado em polvilho doce (por secagem solar) ou polvilho azedo (que sofre uma fermentação após a etapa de decantação e antes da secagem do polvilho doce); indispensável para a fabricação de biscoitos de polvilho e do pão de queijo.

PROFILAXIA: atitudes que se toma para evitar doenças.

PROFILAXIA NUTRICIONAL: procedimentos para evitar doenças por meio da nutrição.

RETENTOR DO INTESTINO: remédio ou alimento que combate intestino 'solto' ou 'prende' o intestino; o contrário de laxante; ver laxante.

SABOR RESIDUAL: frescor, sabor doce, amargo, etc. que fica na boca após engolir um alimento.

SACIEDADE: sensação de se estar satisfeito após comer.

SHOYU, SHOIO OU SHOYO: condimento líquido da culinária japonesa à base de soja.

SUCO GÁSTRICO: líquidos e substâncias secretadas pelo estômago para a digestão e aproveitamento de alimentos.

TERAPIA NUTRICIONAL: tratamento pela nutrição.

VITAMINAS E SAIS MINERAIS: *vitaminas* são substâncias necessárias em diminutas quantidades para se ter saúde; o corpo é incapaz de fabricá-las de forma suficiente; assim, é preciso ingeri-las com alimentos; *minerais*, também em diminutas quantidades, participam da formação dos tecidos e interferem nas reações químicas dos tecidos; na falta pode surgir doenças, como anemia, deficiência dos ovários e testículos e má cicatrização.